exuvie
ÉDITIONS

Florence Rolando

Les ondes, la 5G et notre santé
Se protéger de leurs effets et de l'addiction numérique

Septembre 2020
Exuvie éditions

Crédits illustrations
Couverture et mise en page de l'ouvrage : Margot van Haelst
Illustrations intérieur de l'ouvrage : Alejandra Salvatore

Note d'éditeur

Nous pouvons aujourd'hui l'affirmer : l'accès rapide à l'information numérique a ouvert une véritable boîte de Pandore. D'une remarquable aubaine offrant un accès quasi illimité à la connaissance, les réseaux ont mué en pieuvres numériques incontrôlables, conquérant le globe via l'ensemble des outils de communication.

Dès lors, de plus en plus de contenu a été généré, multipliant ainsi les espaces de stockages polluants des datas centers qui nourrissent smartphones, tablettes et autres objets connectés, cette diffusion exponentielle, devant se faire toujours plus rapidement et à n'importe quel endroit, a fait fleurir des antennes jusqu'à ce qu'elles fassent partie intégrante du paysage.

Mais à quel coût ? A-t-on seulement pris le temps de réfléchir à l'impact réel des ondes électromagnétiques à fréquences variables ? Ces invisibles dont on dépend et dont on réclame frénétiquement la présence, où que l'on soit. S'est-on seulement posé pour quantifier leurs effets et leurs interactions, officiellement ?

Des voix s'élèvent : scientifiques, chercheurs, associations, particuliers. Des personnes victimes d'électro-sensibilités peinent à se faire entendre de manière crédible mais semblent être de plus en plus nombreuses, avec des symptômes parfois inattendus.

Surtout, les enjeux économiques et géostratégiques de la communication rendent un moratoire difficilement envisageable à l'heure où la 5G fait son apparition avec des interrogations grandissantes, une suspicion accrue et des premières études indépendantes alarmistes.

Florence Rolando, dans un ouvrage aussi ouvert que pédagogique, se propose de dresser un état des lieux des effets des ondes électromagnétiques sur notre santé. À l'aide d'études scientifiques internationales, elle nous aide à avoir plus de discernement pour nous positionner sur ce problème de société majeur.

Plus que cela, elle établit les raisons de notre dépendance aux objets connectés en détaillant les effets de l'addiction digitale. Une question douloureuse quand chacun d'entre nous trouve un intérêt à accéder à de l'information de manière immédiate.

S'il est urgent d'agir, il l'est plus encore de s'informer en amont. Ce livre recense ainsi les dernières informations en la matière, pour qu'il soit utilisé comme un véritable outil de réflexion et de transmission. Un guide familial de bon comportement vis-à-vis des ondes du quotidien.

Puisse-t-il être utile et éclairant pour que chaque citoyen exerce des choix en conscience sur ses habitudes de vie.

Fabien Moine, fondateur des éditions Exuvie

Docteur Eric Kiener

Médecine Générale FMH
Numéro de concordat (RCC) : M 3378.22
EAN 760 1000 902 689

J'ai eu le bonheur de lire avant presse la rédaction de Florence Rolando. Je dis bien bonheur car nombreux de nos compatriotes se sont endormis aux chants des sirènes qui vantent les progrès de la technologie qui libère l'homme des tâches les plus ardues ! Et ce livre nous invite à réfléchir plus en profondeur !

Certes, il est naturel de vouloir échapper aux corvées, aux difficultés, toutefois, si l'on aspire à avoir une vision unitaire de l'existence, il convient de se poser la question simple : quel est le "prix" à payer pour obtenir le bienfait, à première vue, que nous proposent les avancées des sciences techniques ?

Plus de facilitations qui sont censées libérer plus de temps dit libre, plus d'échanges par les transmissions facilitées, moins de fatigue grâce à la performance des robots ménagers.... En réalité, ce que l'on constate c'est moins de communications entre les êtres humains, la solitude grandit, plus de fatigue par la pollution de l'electrosmog, plus de coûts de fonctionnement pour ne citer que quelques exemples... L'avantage en vaut-t-il la chandelle ?

Je dis aussi bonheur car ces conseils nous invitent à aller plus loin dans la découverte des illusions, cela ne peut que nous éveiller !

Puisse cet ouvrage ouvrir la porte a un éveil vis-à-vis de l'environnement que nous co-créons afin de redresser le cap de la direction que nous , les modernes, avons pris.
Merci Florence ...

Dr Eric KIENER
Médecine interne générale
CH 1660 Château d'Oex
www.docteur-kiener.ch

Docteur Béatrice Milbert

Rapporteuse à l'assemblée nationale en 2014 et 2016 sur les ondes électromagnétiques

Cela fait plus de vingt ans que je traite en tant que médecin généraliste les patients électro hypersensibles qui sont devenus au fil des années de plus en plus nombreux en France et dans le monde. C'est aux États-Unis en 1997 que j'ai rencontré les premiers électro-hypersensibles qui venaient de la silicone vallée. Aujourd'hui ces personnes évitent d'acheter des objets numériques tels que téléphone portable, tablettes et autres à leurs enfants, et font en sorte qu'ils ne fréquentent pas des écoles avec un équipement tout numérique !

Une grande étude a été réalisée par le professeur Belpomme à partir de 2007 où 2500 patients electro-hypersensibles ont été explorés permettant de poser les bases cliniques et biologiques de cette pathologie dénommée Sicem ou syndrome d'intolérance aux champs électromagnétiques.

L'électro hypersensibilité est bien une maladie correspondant à une grande souffrance cérébrale et des troubles de type ralentissement circulatoire lorsque la personne se trouve exposée à des champs électromagnétiques trop intenses, trop prolongés. Un stress oxydant très important va être généré, qui peut ensuite se réactiver avec des stimulations moindres créant une véritable explosion de symptômes tels que migraines, troubles de concentration, de mémoire, insomnies, épuisement, palpitations cardiaques, brûlures cutanées... Cela en continu tant que l'exposition persiste et qui se calment très doucement dans des endroits protégés de ces ondes électromagnétiques.

Pour ces personnes malheureusement il n'y a plus de vie sociale possible et elles sont contraintes d'éviter les transports en commun, les lieux publics où il y a beaucoup de monde avec des portables allumés, tous les endroits où il y a de la Wi-Fi et même les hospitaliser pose de gros problèmes ! Ces personnes se retrouvent souvent isolées, rejetées par leur entourage, mal comprises même du monde médical, obligées de partir définitivement des villes pour se réfugier dans des endroits où il n'y a pas d'onde électromagnétique ce qu'on appelle des zones blanches.

Nous voyons de plus en plus de nouveaux cas et de nombreux enfants semblent atteints également, avec des symptômes de douleurs abdominales (tablette posée sur le ventre) et des troubles tels que migraines, problèmes de mémoire, de concentration, insomnies...

J'ai eu un cas très représentatif de ce type de problème chez les enfants : on m'a amené un jour un petit de quatre ans et demi diagnostiqué autiste par plusieurs médecins et qui avait été signalé par sa maîtresse d'école comme « étant dans les nuages », le regard perdu, associable, incapable de suivre les enseignements scolaires. Cet enfant toutefois m'a paru tout à fait normal lors de notre entretien : il regardait dans les yeux, répondait à son prénom et lorsque j'ai dit à sa mère que son enfant ne me paraissait pas être autiste elle m'a répondu qu'effectivement il allait beaucoup mieux depuis qu'elle lui avait retiré sa tablette !

Pour moi la problématique de la 5G doit être abordée en tirant déjà les leçons du passage de la 3G a la 4G : beaucoup de patients électro hypersensibles déjà du temps de la 3G se sont vus considérablement aggravés lors du passage à la 4G et certaines personnes sont devenues électro hypersensibles de façon très rapide lorsqu'elles ont été exposées à des antennes 4G disposées en face de leur bureau professionnel ou de leur domicile. Il en a été de même avec la pose des compteurs intelligents type Linky ou Veolia.

Le cas de Madame A en est le meilleur témoignage : âgée de 39 ans, elle travaillait dans une grande entreprise à Paris, était en pleine santé, ne prenait aucun médicament, adorait son travail, jusqu'au jour où mi-décembre 2014 on vient installer quatre antennes 4G à 90 m des fenêtres de son bureau. N'ayant ni portable, ni antenne relais près de chez elle, elle n'avait jamais ressenti de troubles avec les ondes électromagnétiques auparavant. Le 15 janvier 2015, soit un mois après le début de la mise en route des quatre antennes 4G, elle ressent des picotements au niveau du visage, des mains, puis de violents maux de tête alors qu'elle n'avait jamais souffert de migraine auparavant. Puis des vertiges apparaissent ainsi que des cloques de lymphe au niveau des poignets et des chevilles et un érythème de tout le corps apparaît comme une brûlure, le cœur devient irrégulier, sa tension baisse à 9, elle présente des malaises et de la tétanie, et des visiteurs extérieurs disent ne pas se sentir bien dans son bureau. Puis elle a des sensations d'oreille bouchée, elle a du mal à entendre, elle a des difficultés à marcher, est obligée de se tenir au mur car elle a la sensation de tanguer et perd l'équilibre par moment, jusqu'au jour où elle souffre tellement qu'elle décide de quitter définitivement son bureau et son cher travail ! Tous les bilans de santé effectués étaient normaux mais lorsqu'une de ses collègues revient de vacances après trois semaines de repos, celle-ci déclenche après 48 heures dans son bureau des symptômes identiques : problèmes de peau semblables à des brûlures, puis tous les vaisseaux sanguins ont claqué sur le visage et les bras, etc... Vingt-six collègues du même côté du bâtiment constamment exposées aux quatre antennes 4G ont eu des symptômes de cette gravité. Le CRIIREM est venu faire des mesures et a trouvé 6 V/m donc les normes européennes n'étaient pas respectées ! La problématique de Madame A ne s'arrête pas là. Cherchant un lieu pour se mettre à l'abri et se ressourcer, elle va dans la maison de ses parents en Bretagne ou sitôt arrivée, elle se remet à souffrir de façon terrible.

Cette fois-ci c'est l'appareil Veolia qui est en cause avec une tête émettrice GSM qui est posée sur le compteur d'eau dans le jardin et qui émet en continu comme le font les compteurs intelligents Linky pour l'électricité. Elle m'a signalé que beaucoup de ses collègues qui ont continué à aller dans leur bureau malgré des symptômes similaires étaient à présent très malades : AVC, troubles auditifs et neurologiques.

D'autres cas m'ont été signalés où les personnes présentaient des cancers, des arrêts cardiaques en quelques mois après l'installation des antennes 4G et l'exposition continue sur leur lieu de travail. Sans que cela n'attire l'attention des médecins du travail et ne débouche sur une enquête sanitaire. Ce qui démontre bien que les personnes électro hypersensibles sont des sentinelles environnementales. Elles vont se protéger au maximum de cet environnement électromagnétique devenu toxique, tandis que le reste de la population continue à utiliser des objets numériques en toute ignorance, de façon dangereuse pour eux et leurs proches. Par exemple l'utilisation des téléphones portables contre les oreilles et donc le cerveau dans des moyens de transport en mouvement comme le bus, le métro, le TGV ou en voiture devrait être interdit car source de problèmes de santé par rayonnement toxique (les appareils cherchant sans arrêt une connexion) aussi bien pour l'utilisateur que les personnes à proximité !

Il en est de même pour cette utilisation désastreuse du téléphone portable qui reste allumé sous l'oreiller, des cas d'enfants devenus Alzheimer suite à cette pratique ont été vus en consultation par le professeur Belpomme ! De nombreuses études américaines (rapport bioinitiative, travaux du Pr Martin Pall) montrent que des cas de cancer du cerveau, de stérilité, d'arrêt cardiaque, d'AVC, d'Alzheimer précoces sont devenus fréquents chez des jeunes adultes, adolescents, voir des très jeunes enfants, alors qu'habituellement on ne voyait ces pathologies que très rarement avant soixante ans.

La 5G est prête à être installée en France au détriment d'une population endoctrinée au tout numérique; nos voisins belges ont mis un moratoire sur l'installation de la 5G, car la ministre de l'environnement a jugé qu'il était difficile pour elle d'imposer à ses concitoyens une technologie si peu validée scientifiquement quant à ses effets sur le vivant. Quant à nos voisins suisses, ils viennent de voter massivement contre l'installation de la 5G, jugeant que si cela tuait autant d'oiseaux, il fallait peut-être faire d'autres recherches scientifiques afin de s'assurer de son réel effet sur le cerveau humain entre autre ! Aux vues de toutes ces informations il parait justifié de faire un livre explicatif sur ces nouvelles technologies, de poursuivre les recherches sur leur réel impact sur notre santé, celles de nos enfants et du vivant sur notre belle planète, afin de faire des choix vraiment éclairés pour notre futur. Aujourd'hui nous n'avons plus le droit de faire des erreurs.

Dr Béatrice Milbert

*" **Les ondes, la 5G et notre santé** est un résumé concis des dangers des ondes et de comment s'en protéger. Un travail de recherche exceptionnel, tout en restant facile et plaisant à lire."*

Nicolas Pineault

Avant-Propos

Pour parler des fréquences électromagnétiques, comprendre leurs implications et une partie des solutions qui existent, il est crucial d'évoquer les deux paradigmes dans lesquels la science se trouve de nos jours. D'un côté, il y a la physique newtonienne qui aborde le monde comme fait de matière et constitué d'un assemblement de pièces mécaniques. Selon elle, pour comprendre ce monde, il faut examiner séparément toutes les parties et pour soigner, il faut supprimer ou changer les parties qui ne fonctionnent pas et faire appel à la chimie. De l'autre côté, la physique quantique stipule que la fondation de l'univers est basée sur un champ énergétique fait d'informations, qui précède et donne forme à la matière. Dans cette hypothèse, le champ contrôle la biologie et pour soigner, il faut voir le sujet comme un tout, de façon holistique et intervenir sur ce champ. L'ouverture à ces deux approches en complémentarité enrichit considérablement notre compréhension du monde et notre champ de possibilités.

Introduction

Mon intérêt pour les ondes a commencé en 2014, après avoir assisté à une conférence du Dr Erica Mallery Blythe. Depuis, le sujet n'a cessé de m'intriguer et je dois dire parfois de me hanter. Grande fan d'Internet, utilisatrice intense de réseaux sociaux et de Wi-Fi, je n'arrivais pas à croire que cette technologie si pratique pouvait nous affecter. Mes recherches m'ont cependant amenée à constater l'accumulation de preuves démontrant que notre physique et notre mental n'y sont pas insensibles.

J'ai plongé mon nez dans les études scientifiques, parcouru des piles d'articles, participé à des forums et bien sûr lu des livres. En quatre ans, les informations disponibles se sont démultipliées. Cela n'a pas toujours été facile pour moi de déchiffrer les données techniques, mais cela m'a incitée à partager mes connaissances avec des mots simples, pour informer les parents et les enfants de mon entourage.

Lors d'une présentation dans un lycée sur le thème "Technologie et sommeil", j'ai entendu une maman dans l'auditoire exprimer combien elle se sentait déprimée par mon exposé, et cela m'a donné une grande envie de continuer à diffuser les résultats de ma recherche à plus grande échelle, en enrichissant la partie solutions, celle qui donne de l'espoir.

Ce livre a pour but d'apporter une sélection de conseils pratiques pour rester en bonne santé à l'ère numérique. Mon but est également de donner des raisons d'appliquer de façon automatique et systématique les règles d'hygiène technologique indispensables à une vie plus harmonieuse.

Comme il est plus facile de se discipliner lorsqu'on en comprend les raisons, j'expliquerai, dans les termes les plus simples possibles, les interactions entre les nouvelles technologies et notre biologie ainsi que leurs impacts sur notre cerveau et sur nos comportements.

Le flux d'informations ainsi que la technologie se déroulant de façon si dense et si rapide, les vérités se faisant aussi vite qu'elles se défont, je n'ai nul doute qu'une bonne partie de ce livre sera rapidement enfouie sous de nouvelles données. Les solutions proposées, basées sur le bon sens, sur les neurosciences et sur la naturopathie, resteront. Et gardons espoir qu'au fur et à mesure que la technologie sans fil se déploiera, des inventions ou découvertes viendront renforcer ce qui est déjà à notre disposition.

Des règles de conduite s'imposent...
Quand les premières voitures ont commencé à circuler, l'être humain était bien loin d'imaginer l'ampleur que prendrait cette industrie et le réseau routier qui l'accompagne, tissé d'autoroutes multivoies, barrières de péage, échangeurs alambiqués et parkings à perte de vue.

Cette mobilité a tout changé dans notre paysage, au sens propre comme au figuré. Elle s'est accompagnée, au fur et à mesure qu'elle se développait, de mesures protectrices comme le code de la route, les ceintures de sécurité, le système ABS, les limitations de vitesse. Tout cela ne s'est pas fait sans résistance de la part des usagers comme des constructeurs, mais cela s'est imposé de façon plutôt fluide car les victimes des routes étaient nombreuses et les conséquences visibles.

Or, nous voici à l'ère du numérique, une époque formidable qui nous permet une communication ultra rapide et illimitée, bien plus encore que nos déplacements le permettent. Le proche avenir nous promet des magasins sans caisses, ni employés, la visualisation à distance du contenu de notre réfrigérateur, la mise en marche de notre cafetière depuis notre lit, la lecture de notre bilan santé quotidien sur écran inséré à notre poignet, etc.

Comme la voiture, cette technologie sans fil ou wireless, rendue possible par les ondes électro-magnétiques, s'accompagne d'effets collatéraux. Mais contrairement aux accidents de la route, ils ne sont pas visibles immédiatement.

La technologie wireless se développe à la vitesse de la lumière. Entre les premiers véhicules à vapeur et les premières voitures ultra-rapides, il s'est écoulé plus d'un siècle et demi, alors qu'entre le premier portable qui était gros comme un fer à repasser et la 5G qui permet de télécharger un film en sept secondes, il s'est écoulé moins de 50 ans.

ONDES ELECTROMAGNETIQUES - CORPS ELECTRIQUE

Ondes électromagnétiques

De même qu'il ne peut pas voir ni les atomes ni les molécules, l'œil humain ne peut détecter les rayons ultraviolets ou infrarouges, les rayons X ou gamma, les ondes radio ou les micro-ondes.

Le microscope électronique et les télescopes nous donnent accès au monde minuscule et à des mondes lointains, que nous pouvons voir de nos propres yeux. Pour ce qui est des ondes, elles doivent être retranscrites ou représentées graphiquement. Je vous propose une petite explication pour essayer de mieux comprendre leur nature.

Une onde est constituée d'un déplacement de matière comprimée ou dilatée. Un peu comme quand on range des allumettes ou des piles rondes dans une boîte, si on les serre trop, certaines remontent et "sortent des rangs". Les vagues aident à bien comprendre le fonctionnement des ondes: l'eau compressée se soulève pour former le haut de la vague, poussant l'eau à côté qui va se soulever à son tour, laissant une dépression derrière elle (le creux de la vague). L'eau ne se déplace pas, c'est l'onde, et plus précisément l'énergie qui se déplace.

Après le passage de l'onde, les éléments reprennent leur place initiale. Par exemple, un bateau qui flotte au-dessus d'une vague de taille modeste reste au même endroit lorsque celle-ci est passée.

Le son, les ondes sismiques, les vagues sont des ondes mécaniques. Dans le cas du son, ce sont les molécules de l'air qui sont compressées et dilatées plusieurs fois par seconde, entre 20 fois par seconde pour les sons très graves et 20 000 fois par seconde pour les sons très aigus.

Les rayons X, gamma, ultraviolets, la lumière visible par l'homme, les micro-ondes, le radar, les ondes radio sont des ondes électromagnétiques. Elles n'ont pas besoin d'un milieu. Elles se propagent dans le vide de l'espace et se transportent à la vitesse de la lumière.

Une onde est caractérisée par sa vitesse de propagation, par sa fréquence mais aussi par sa longueur – on parle donc de longueur d'onde, quand il s'agit des ondes radio.

La fréquence d'une onde se calcule en hertz et représente le nombre d'oscillations par seconde. S'il y a une vague par seconde, la fréquence est de 1 hertz. S'il y a deux vagues par seconde, la fréquence est de 2 hertz.

On peut imaginer une onde qui se propage comme les vagues créées par un caillou tombant dans l'eau. Le nombre d'oscillations de cette onde dans un temps donné représente la fréquence, et la distance qui sépare deux bosses ou deux creux représente la longueur.

Plus elles sont rapprochées, plus la longueur d'onde est faible (et donc la fréquence élevée) et plus elles sont éloignées, plus la longueur d'onde est grande (et la fréquence faible).

Comme leur nom l'indique, les champs électromagnétiques sont l'association d'un champ électrique et d'un champ magnétique. Perpendiculaires, ils se déplacent ensemble sous une forme d'onde invisible avec une direction de propagation qui varie de manière sinusoïdale.

Les champs électriques sont produits par les forces des charges électriques, donc par le passage du courant électrique. Les champs magnétiques, eux, sont formés lorsque les charges électriques sont en mouvement. Lorsqu'un appareil électrique est branché, un champ électrique se forme autour de l'appareil. C'est lorsque l'appareil est allumé et que le courant circule qu'il y a présence d'un champ magnétique. Le champ électromagnétique est en quelque sorte un nuage invisible qui rayonne autour de tout appareil électrique branché.

Un champ magnétique est le résultat de l'influence d'un aimant sur son environnement. Les métaux ou alliages influencés par les champs magnétiques sont appelés ferromagnétiques, comme le fer. C'est grâce au champ magnétique terrestre que les boussoles fonctionnent. Les champs magnétiques perturbent tout élément ferromagnétique, notamment les matériaux contenant du fer.

C'est ainsi qu'ils perturbent les systèmes électroniques et les supports magnétiques de données, pouvant effacer le contenu d'une bande magnétique ou d'une carte de crédit.

Les champs électriques et magnétiques existent à l'état naturel. Ils sont d'origine solaire ou terrestre et nous avons toujours vécu et évolué avec eux. La principale source naturelle de rayonnements électromagnétiques est le soleil, dont les rayons sont nécessaires à la photosynthèse des plantes. Le champ électromagnétique de la terre, de son côté, a un rôle protecteur pour la vie, en empêchant les rayonnements cosmiques de nous atteindre.

Les champs électromagnétiques créés par l'homme sont alternatifs. On peut aussi dire fragmentés, saccadés ou pulsés. Contrairement aux champs électromagnétiques naturels, ils traversent les murs et pénètrent dans notre corps où ils sont en grande partie absorbés. Les champs électromagnétiques naturels sont de leur côté continus, et perçus de façon cohérente par notre organisme qui sait comment les gérer; les rayonnements naturels du soleil, par exemple, ne pénètrent pas à travers notre peau.

Quand nous parlerons d'ondes, de champs ou de radiations électromagnétiques dans ce livre, ce sera sous leur forme artificielle, "non-indigène", créée par l'homme.

Rayonnement et radiation sont synonymes et expriment une transmission d'énergie par des ondes qui peuvent être ionisantes ou non-ionisantes. Les ondes ionisantes (rayons X, rayons gamma et ultraviolets) sont tellement puissantes qu'elles enlèvent des ions, c'est-à-dire qu'elles arrachent les électrons en orbite autour de l'atome, endommageant l'ADN, ce qui provoque des mutations et des cancers.

Les ondes non-ionisantes comprennent les ondes radio, les micro-ondes, les infrarouges, la lumière visible. Pour une partie de la communauté scientifique, les ondes non-ionisantes ne transportent pas assez d'énergie pour endommager le corps humain. Elles ont le pouvoir d'impacter seulement les tissus par une action thermique, provoquant un échauffement ou des brûlures. Mais de nombreux spécialistes mettent en évidence les effets biologiques d'une exposition prolongée aux ondes non-ionisantes, comme le cassage des brins d'ADN et des mutations génétiques.

Le corps électrique

"L'être humain est une partie du tout que nous appelons Univers"

Albert Einstein

L'univers est parcouru de flux énergétiques. Au-delà de ce que notre œil peut discerner, dans l'infiniment petit, tout est espace, mouvement, énergie, vibration, toutes les énergies sont inter-connectées, partageant sans cesse un flux d'informations. Le corps humain n'échappe pas à cette règle; il interagit avec tout ce qui l'entoure.

Le courant électrique et le magnétisme qui circulent en nous interagissent entre autres avec le champ électromagnétique de la terre qui les synchronise. Nous recevons également les influences de la lune: elle a d'ailleurs inspiré le mot lunatique qui caractérise les personnes d'humeur changeante.

Véritables mini batteries humaines, nos cellules émettent des biophotons (lumière de nature biologique), des champs électromagnétiques faibles et des impulsions électriques qui les aident à communiquer les unes avec les autres en parcourant notre système nerveux.

La médecine se base d'ailleurs sur le champ électromagnétique de notre corps pour réaliser des tests comme l'électrocardiogramme, l'électro-encéphalogramme ou la résonance magnétique (IRM).

Nous percevons bien notre dimension électrique lorsque nous subissons des petits chocs en touchant parfois certains objets. Ces secousses désagréables sont dues à l'électricité statique qui s'accumule régulièrement dans le corps lorsque nous portons des vêtements en matière synthétique ou que nous marchons sur la moquette. Cette petite décharge électrique correspond au passage d'électrons du milieu chargé négativement à celui chargé positivement.

Dans son roman ***Frankenstein*** écrit en 1818, Mary Shelley permet à un savant fou de donner vie à sa créature faite de morceaux de cadavres par l'intermédiaire du courant électrique. L'inspiration lui est sans nul doute venue d'expériences de son époque, comme celle de l'anatomiste italien, Luigi Galvani, qui avait remarqué qu'une cuisse de grenouille disséquée se contractait sous l'effet de l'électricité.

La compréhension de la nature électrique de notre corps s'est approfondie depuis cette époque. Nous savons, par exemple, à ce jour, que certaines cellules sont équipées de canaux calciques dépendants du voltage (VGCC en anglais). Nous reviendrons plus tard sur ces VGCC.

Les cristaux de magnétite découverts récemment dans plusieurs zones du cerveau humain sont une autre source d'inspiration pour le cinéma de science-fiction. Chez les chauves-souris, les pigeons, les saumons ou les abeilles, on sait qu'ils servent à la navigation et à l'orientation par rapport au champ magnétique terrestre. Mais chez les humains ? Les biologistes n'ont pas encore vraiment de réponse quant à l'utilité que l'homme tire de ces minuscules micro-aimants faits de particules d'oxyde de fer. Ce qu'il est facile d'entrevoir, c'est que l'omniprésence des champs magnétiques de l'environnement, des lignes à haute tension aux appareils électriques du quotidien en passant par les équipements électroménagers, peut avoir une influence sur ces particules.

Notre planète Terre vibre aujourd'hui à une fréquence proche de 13 Hertz, les ondes naturelles se situent entre 0 et 25 Hertz et le corps humain produit des fréquences vibratoires uniques à chacun de nous, situées entre 60 et 100 Hertz. Nous sommes à la fois des émetteurs et des récepteurs de fréquences. Les ondes de la téléphonie mobile opèrent autour de 600 Herz, soit 600 vibrations par seconde. Les ondes de la 5G seront des ondes dites millimétriques, prévues entre 24 et 94 Giga Hertz... soit des milliards d'ondulation par seconde.

Si l'on considère, comme Charles Laville, que le cancer naît sur un terrain affecté par un dérangement électrique ou comme Louis-Claude Vincent, dans un milieu fortement électropositif, on peut en venir à la conclusion que toutes les pathologies sont provoquées par des surcharges énergétiques.

Se plaçant sous cet angle, que penser alors de l'exposition de la race humaine aux milliards d'oscillations par seconde générées par les fréquences des nouvelles technologies ? Qu'en est-il exactement de notre santé physique et mentale ?

Avant d'explorer les réactions de nos cellules, de notre sang, de nos hormones et de nos processus vitaux à ce bain de fréquences nouvellement apparues, je vous propose d'examiner l'incidence de la pollution électromagnétique sur notre sommeil.

SOMMEIL ET TECHNOLOGIE

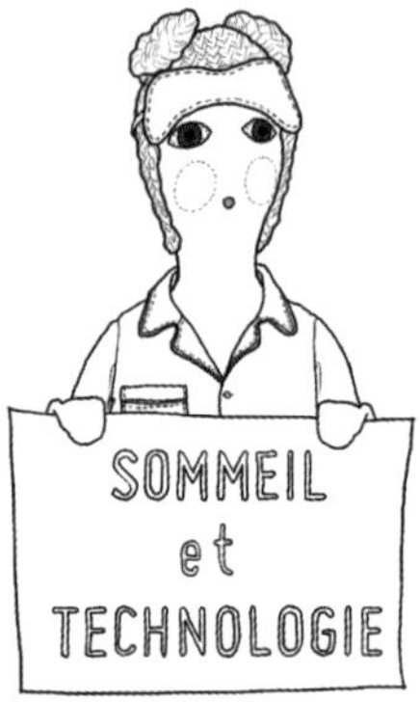

Chaque jour, nous perdons plus de 500 millions de cellules, qui sont remplacées la nuit par le processus de mitose, ou division cellulaire.

Le sommeil est une fonction essentielle qui permet au corps de se recharger et de se réparer.

Dans son livre ***Pourquoi nous dormons***, le neuro-scientifique américain Matthew Walker démontre avec brio que l'insuffisance de sommeil peut être à l'origine de toute une série de problèmes biologiques, psychologiques et sociaux chez l'homme:

"La privation de sommeil augmente notre risque de cancer, de crise cardiaque et de maladie d'Alzheimer" écrit-il.

La vie est rythmée par une alternance veille-sommeil. Notre horloge biologique interne, connue sous le nom de rythme circadien (du latin “circa”, autour, et “dies”, jour), est synchronisée avec le cycle de lumière et d’obscurité de la terre. Ce cycle dure entre 24 et 25 heures. Lorsque le jour décline et que la lumière perd de son intensité, elle vire du spectre bleu vers le spectre orange. C’est le signal pour la glande pinéale que le moment est venu de sécréter l’hormone du sommeil. La glande pinéale joue un rôle central dans la régulation des rythmes biologiques. De forme semblable à une pine de pin (d’où son nom), cette minuscule glande située dans le cerveau au niveau de l’intersection des sourcils, est également connue sous le nom d’épiphyse.

Grâce aux progrès récents dans le domaine des neurosciences, nous savons désormais que le sommeil n’est pas un état passif, mais une authentique forme d’activité du cerveau. Cette activité comprend entre autres le tri des informations, comme l’acheminement de ce que nous avons appris dans la journée dans le centre de stockage des mémoires à long terme, et l’élimination de ce qui ne nous servira plus. Ce processus d’élimination des connections inutiles est appelé “pruning” en anglais, littéralement “tailler des branches d’arbres mortes ou en mauvaise forme afin d’encourager l’apparition de jeunes pousses”. Donc d’un côté le sommeil nous allège du trop-plein d’information qui nous encombre pour laisser la place aux nouveaux apprentissages, et de l’autre, il renforce les connexions des savoirs acquis.

Tous les organes et les cellules, en consommant de l'énergie et des nutriments, produisent des résidus toxiques avec cette activité métabolique. Le cerveau humain pèse seulement 2 % de la masse corporelle moyenne d'un adulte mais ses cellules consomment 20 à 25 % de l'énergie totale du corps et produisent des quantités importantes de déchets qui circulent dans ses tissus nerveux. Quel mécanisme permet au cerveau de faire le vide ? Nous le savons seulement depuis 2012 avec la découverte du système glymphatique, dont le nom vient de l'association des termes "glie" pour cellules gliales (qui servent au soutien des neurones) et "lymphatique", du système d'évacuation par la lymphe. Ce système de détoxification est actif lorsque nous dormons.

Des études ont établi un possible lien entre une mauvaise détoxification du cerveau via le système glymphatique et la sclérose en plaques, une maladie qui endommage la myéline (gaine d'isolation des nerfs) et altère la capacité des différentes parties du système nerveux à communiquer entre elles (1).

Espérons que toutes ces découvertes contribueront à redonner ses lettres de noblesse au sommeil qui, malgré sa fonction réparatrice cruciale, ne jouit pas d'une très bonne image sociale. Notre culture l'associe souvent à une perte de temps et à la paresse, valeurs incompatibles avec les diktats de l'époque qui favorisent la productivité et le divertissement.

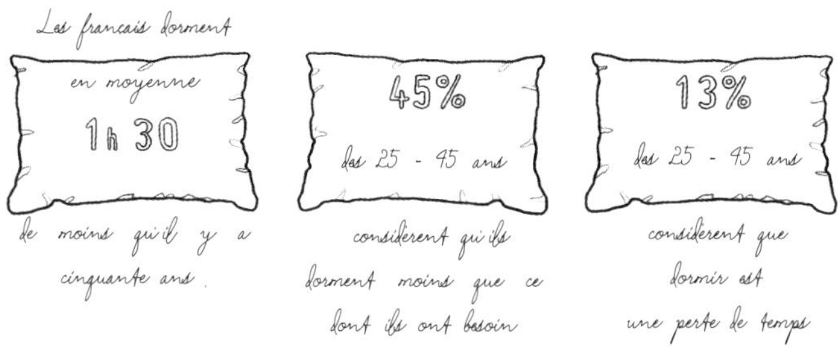
Les francais dorment
en moyenne
1h 30
de moins qu'il y a cinquante ans.
45%
des 25 - 45 ans
considerent qu'ils dorment moins que ce dont ils ont besoin
13%
des 25 - 45 ans
considerent que dormir est une perte de temps

Source Inserm (Institut national de la santé et de la recherche médicale)

D'une moyenne de neuf heures de sommeil par nuit au début du siècle dernier, nous sommes passés à six, soit trois heures perdues en un peu plus de cent ans.

Le manque de sommeil, en plus de nuire à notre bien-être, pose un véritable problème pour la santé publique, que ce soit par les pertes d'attention et l'irritabilité qu'il provoque, ou pour les troubles du métabolisme et la baisse des défenses immunitaires qui en résultent.

Les études de santé publique démontrent que la somnolence, les troubles de l'attention, l'énervement, ou simplement l'assoupissement qui découlent d'un sommeil insuffisant seraient responsables d'une grande partie des accidents de la route (2).

Le monde du travail est également affecté par le problème de carence en sommeil et aux Etats-Unis, une commission scientifique a démontré que de grandes catastrophes économiques, scientifiques ou écologiques étaient directement en rapport avec une erreur humaine liée à un trouble du sommeil (3).

Les travailleurs nocturnes, comme le personnel médical ou les agents de police, ont une horloge circadienne désynchronisée. Être actif durant la période d'obscurité où le niveau de mélatonine est élevé et dormir durant la période de clarté entraîne un dérèglement du sommeil chez une grande proportion de ces travailleurs de nuit. Les statistiques montrent clairement qu'ils ont un taux de cancer plus élevé (augmentation de 19 % des cancers du sein chez les infirmières qui travaillent de nuit), ce qui a conduit le Centre International de Recherche sur le Cancer (CIRC) à classifier le travail de nuit comme potentiellement cancérigène (Carcinogen Group 2B).

Le manque de sommeil n'est pas uniquement un problème d'adulte; il touche chaque jour un peu plus les enfants. Sachant que l'obésité est un des problèmes de santé en croissance rapide chez les jeunes, il est utile d'examiner les mécanismes d'action entre sommeil et problèmes de métabolisme (voir encadré).

Notre appétit est régulé principalement par deux hormones: la leptine, qui induit la sensation de satiété et augmente les dépenses énergétiques, et la ghréline, qui stimule notre appétit et réduit notre dépense physique. Or la production de leptine est diminuée en cas de sommeil insuffisant, et à l'inverse, la ghréline voit sa production augmenter. Parallèlement, quand la durée de sommeil est réduite, la production d'hormones qui régulent le métabolisme du glucose est elle aussi perturbée, favorisant la prise de poids et possiblement l'apparition d'une intolérance au glucose avec évolution progressive vers le diabète de type 2 (voir encadré).

Cette carte tirée de *Pourquoi nous dormons* de Matthew Walker indique le montant des coûts de santé qui pourrait être économisé si l'ensemble de la population dormait en moyenne huit heures par nuit au lieu de six.

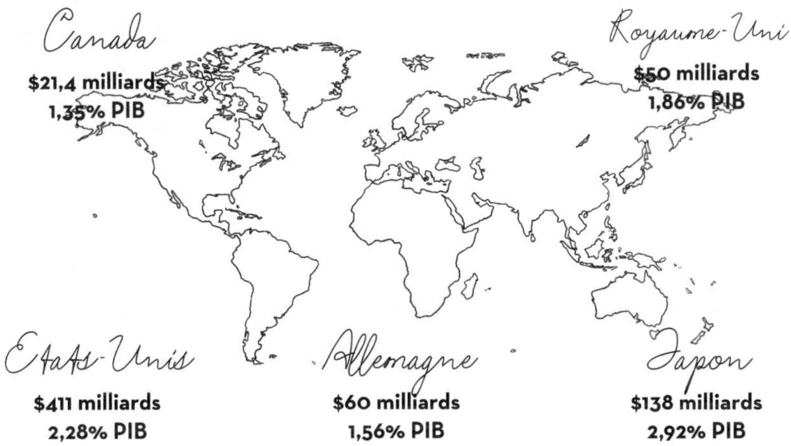

Source : Matthew Walker, *Pourquoi nous dormons, 2018*

LE DIABETE

Le diabète est une maladie chronique dans laquelle le corps ne parvient pas à utiliser convenablement le sucre comme source d'énergie. Ceci est causé par un manque ou un défaut d'utilisation de l'insuline, une hormone produite par le pancréas. Quand il y a manque d'insuline ou que celle-ci n'accomplit pas sa fonction de façon efficace, le sucre s'accumule dans le sang, entraînant l'hyperglycémie qui génère des complications, notamment au niveau des yeux, des reins, des nerfs, du cœur et des vaisseaux sanguins. Il existe deux types de diabète: Le diabète "de type 1" est dû à une absence de sécrétion d'insuline. Il touche environ 10 % des diabétiques et atteint surtout les personnes jeunes. Le diabète dit "de type 2" est dû à une mauvaise utilisation de l'insuline par les cellules de l'organisme. Le diabète peut provoquer de multiples problèmes de santé tels que la cécité ou perte de vue, les accidents vasculaires cérébraux, une insuffisance rénale et dans certains cas des amputations. Selon l'Organisation Mondiale de la Santé, 442 millions d'adultes souffrent de diabète dans le monde, soit une personne sur 11.

LE MÉTABOLISME

Le métabolisme est l'ensemble des réactions chimiques qui se passent dans l'organisme et plus précisément dans la cellule. Ces réactions chimiques sont extrêmement complexes et nombreuses. Lorsque nous ingérons des aliments, ils remplissent deux fonctions: le renouvellement des tissus et la production d'énergie. Chez les personnes atteintes de "syndrome métabolique", les transformations ou processus biochimiques ne se font pas correctement et elles sont atteintes par combinaison de plusieurs problèmes de santé: obésité abdominale, hyperglycémie, taux de triglycérides élevé, hypertension artérielle ou faible taux de bon cholestérol (appelé HDL).

Pour bien comprendre le sommeil et les interactions avec la technologie, faisons un petit détour pour étudier le rôle de la mélatonine et de la lumière bleue.

La mélatonine

La mélatonine, ou hormone du sommeil, est la synchroniseuse interne de notre horloge biologique. Durant le jour, une petite quantité est produite par le corps et circule dans le sang, mais c'est seulement dans l'obscurité qu'elle est relâchée dans le cerveau. Plus la lumière diminue d'intensité, plus son niveau augmente pour atteindre un pic de sécrétion autour de trois heures du matin. Le "marchand de sable qui passe", c'est la mélatonine, qui nous fait bailler et progressivement fermer les yeux.

Jeunes et adultes en bonne santé sécrètent généralement environ 5 à 25 microgrammes de mélatonine chaque nuit, mais cette production peut être ralentie, voire complètement supprimée par la lumière, et surtout par la lumière bleue.

Un taux de mélatonine insuffisant conduit à des troubles de l'endormissement, à des réveils nocturnes, mais aussi à une qualité de sommeil inférieure dont on n'a pas toujours conscience. On dort, mais le sommeil n'est pas régénérateur car il n'y a pas accès à la phase qui permet une réparation en profondeur (appelée phase de sommeil paradoxal ou phase REM4). Ne jamais se souvenir de ses rêves peut être le signal que l'on n'accède pas à cette phase de sommeil.

Nous aider à bien dormir n'est pas le seul rôle de la mélatonine. C'est aussi un antioxydant très puissant qui exerce une action protectrice majeure contre la prolifération des cellules cancéreuses. Elle neutralise les hormones de stress, détruit les radicaux libres et répare notre ADN - d'où son deuxième surnom d'hormone anti-cancer. Or, plusieurs études épidémiologiques ont apporté la preuve qu'une exposition à long terme à des champs magnétiques à très basse fréquence est associée à une diminution de la production de mélatonine.

La lumière bleue

Blanche d'apparence, la lumière, naturelle ou artificielle, contient en réalité un spectre de couleurs, dont le bleu. La longueur des ondes bleues est courte et scintille plus que les longueurs d'ondes plus longues ou plus faibles. Au cours de la journée, la lumière évolue du bleu vers le jaune-orange.

D'un côté, la lumière bleue renferme une grande quantité d'énergie qui favorise la vigilance, la bonne humeur et la sensation de bien-être. D'un autre côté, ce type de scintillement élevé provoque un éblouissement qui peut être la cause de fatigue visuelle, maux de tête, fatigue mentale et physique que l'on peut ressentir après de nombreuses heures passées devant un écran d'ordinateur ou autres appareils électroniques.

Le corps utilise la lumière bleue naturelle provenant du soleil pour réguler les cycles de sommeil et d'éveil, les rythmes circadiens. Les sources de lumière bleue artificielles proviennent de la lumière d'ampoules fluorescentes peu énergivores et lampes à LED (DEL) la lumière des appareils électroniques (téléphones portables, ordinateurs, tablettes, TV).

En lisant sur un appareil émettant de la lumière bleue le soir, comme une tablette par exemple, il faut en général plus de temps pour s'endormir.

Chez les adolescents, les rythmes circadiens sont perturbés naturellement, ce qui les maintient en état d'éveil plus tard dans la nuit. Quand ils emmagasinent de grandes quantités de lumière bleue supplémentaire via leurs appareils électroniques, ils se retrouvent en déficit de sommeil, livrés à un constant mini décalage horaire.

Les filtres naturels de nos yeux n'offrent pas suffisamment de protection contre la lumière bleue du soleil, encore moins contre la lumière bleue artificielle. Chez les enfants, la couche de protection est encore plus fine; ils sont donc très vulnérables. De nouvelles études montrent aujourd'hui les liens pouvant exister entre cette exposition et diverses pathologies comme la dégénérescence maculaire (DMLA) et rétinienne, qui peut entraîner la cécité.

La lumière bleue des écrans provoque une diminution de la production de mélatonine qui à son tour affecte la durée et la qualité du sommeil. La glande pinéale ne fait pas la différence entre la lumière du jour et les ondes électromagnétiques. Pour elle, c'est le même signal qui lui indique de diminuer la production de mélatonine.

L'exposition à la lumière bleue, combinée au flux permanent de notifications arrivant sur les portables, maintient le corps dans un état de surexcitation et d'alerte constant. Il a du mal à se mettre en veille, ce qui retarde l'endormissement.

Enfin, les appareils électriques générant des champs électromagnétiques à proximité de la tête du lit émettent un signal qui perturbe l'accès à un sommeil profond et réparateur.

Une surexposition à la technologie peut être le début d'un cercle vicieux: plus on consomme, plus le sommeil est perturbé. Moins on dort, moins on contrôle ses impulsions et ses addictions, et plus on est tenté de consulter compulsivement sa boîte e-mail et de se connecter aux réseaux sociaux. Plus on s'adonne à cette tentation, moins on produit de mélatonine, moins on en produit moins on dort, et on affaiblit ses défenses immunitaires, et la santé... se dégrade. Moins notre santé est bonne, plus les douleurs s'installent dans le corps, perturbant le sommeil. Plus le corps est malade, plus les ondes jouent un rôle d'amplificateur, et ainsi de suite...

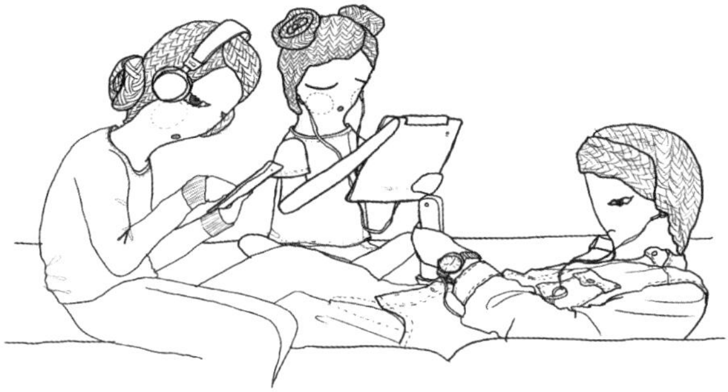

SE PROTEGER DES EFFETS NEGATIFS DE LA LUMIERE BLEUE :

- Pratiquer le couvre-feu numérique: éteindre les appareils électroniques, y compris le téléviseur, une heure ou deux avant le coucher pour que le corps puisse commencer à produire plus de mélatonine. Quand cela n'est pas possible (travail, devoirs scolaires sur ordinateur), atténuer la luminosité de l'écran via des applications qui réchauffent automatiquement les couleurs à l'écran au coucher du soleil (f-flux).
- Poser des filtres sur les écrans.
- Utiliser des lunettes spéciales qui filtrent les ondes bleues.
- Éviter d'utiliser des ampoules écoénergétiques bleues dans les lampes des chambres et des salles de bains; opter pour des lumières rouges tamisées (la lumière rouge a une longueur d'onde plus élevée qui ne supprime pas la libération de mélatonine). À noter que les TV grand écran à très haute définition émettent beaucoup plus de lumière bleue.

Pour ma part, utilisatrice d'un iPhone, j'ai installé un raccourci qui me permet de passer mon écran en noir et blanc quand je veux, en trois clics (Aller dans général, puis accessibilité, adapter l'affichage, filtres de couleur. Sélectionner nuances de gris. Retourner à accessibilité, raccourci accessibilité (tout en bas), sélectionner filtres de couleur.)

La lumière électrique a joué un rôle dans le déclin de la quantité de notre sommeil, nous permettant de nous coucher plus tard et de nous lever plus tôt. Elle a aussi entraîné un décalage avec les rythmes naturels du jour et de la nuit - les rythmes circadiens, avec une incidence sur la qualité de notre sommeil.

À cette lumière artificielle sont venus s'ajouter les champs électromagnétiques toujours plus intenses qui ont envahi l'environnement de même que les chambres à coucher.

Du temps de nos grands-parents ou arrière-grands-parents, chaque pièce de la maison comptait souvent tout au plus une prise de courant; à ce jour il n'est pas rare d'avoir jusqu'à dix points d'électricité, entre les interrupteurs et les prises, les rallonges, les chargeurs et les multiprises voire parfois le chauffage ou la climatisation. La chambre à coucher fait fréquemment office de bureau ou de salle de jeux, accueillant ordinateur, tablette, téléviseur, console de jeux, et autres appareils.

OPTIMISER LE SOMMEIL

- Dormir à heures régulières, en semaine comme le week end.
- Éviter le jetlag social (se coucher et se lever à des heures anormalement tardives quand la semaine de travail est terminée).
- Respecter les rythmes circadiens: se coucher et se lever le plus possible en phase avec la lumière naturelle. Il est normal de dormir plus en hiver qu'en été.
- Dormir dans le noir complet: faire la chasse aux lumières polluantes comme celles des appareils en veille, des systèmes d'alarme, et celles venues de la rue.
- Éteindre les écrans deux heures avant de dormir.
- Ne pas consommer d'excitants six heures avant le coucher (café, chocolat, alcool, épices stimulantes.)
- Enlever les appareils électriques à proximité du lit, idéalement couper le circuit électrique de la chambre au compteur d'électricité.
- Réduire la quantité de "messages" associés au lit, comme manger, travailler, regarder des films violents ou angoissants. La fonction de notre lit est d'accueillir le repos, le sommeil. En le transformant en salle de cinéma, bureau ou lieu de repas, le cerveau peut être confus.
- Bloquer les ondes électromagnétiques, mettre les portables en mode avion et couper le Wi Fi ne suffit pas. (voir encadré)
- Régler la température de la chambre autour de 18 degrés.
- Faire du sport, se reconnecter avec la nature, manger léger le soir (pas de fritures, de sucre, de viande rouge).

EFFETS SUR LA SANTE

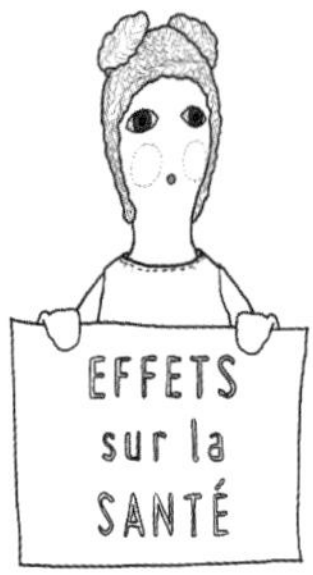

Les études

À ce jour, plus de 10 000 études scientifiques avec relecture par des pairs montrent les effets sanitaires des champs électromagnétiques. Une grande partie de ces publications scientifiques ont été rassemblées dans un document de 600 pages, le *Bioinitiative Report*, compilé par quatorze scientifiques de différents pays, publié en août 2007 puis complété en 2012.

Parmi les études de grande ampleur les plus récentes, celle menée par le *National Toxicology Program* aux États-Unis (NTP) s'est échelonnée sur plus de dix ans et a coûté plus de trente millions de dollars. Il s'agit de l'évaluation la plus complète à ce jour sur les effets sur la santé d'animaux exposés au rayonnement de téléphones cellulaires (1).

En novembre 2018, l'étude concluait que des rats mâles exposés à des niveaux élevés de rayonnement radioélectrique, comme ceux utilisés dans les téléphones portables 2G et 3G, développaient des tumeurs cardiaques cancéreuses, des tumeurs au cerveau et dans la glande surrénale ainsi que des signes évidents de cardiomyopathie, précurseur de l'insuffisance cardiaque (2).

Toutes les études publiées ne mènent pas aux mêmes conclusions. Pour à peu près la moitié d'entre elles, il n'y a pas d'effets néfastes pour la santé. Il faut cependant savoir qu'une majorité de ces études base ses tests sur des générateurs de fréquences, pas sur les appareils eux-mêmes. Et que les résultats des études dépendent du type de financement qu'elles reçoivent. Les études indépendantes trouvent plus d'effets négatifs que les études financées par l'industrie.

Ces études sont également basées sur les fréquences utilisées dans les technologies 2G ou 3G. Il y a peu d'études portant sur la 4G et pas une seule portant sur la 5G. Il est clair que la technologie évolue plus rapidement que notre capacité à étudier ses dangers potentiels.

Au-delà de ces points, il faut noter qu'aucune étude ne prend en compte le cocktail d'ondes auquel nous sommes soumis dans son ensemble: antennes relais, Wi-Fi, Bluetooth, portables, lignes à haute tension, électricité sale, ni les interactions ou interférences avec les molécules chimiques de l'environnement.

Voici ce qui se passe à différents niveaux quand le corps est exposé ou surexposé aux ondes électromagnétiques. Je me suis limitée à 7 exemples assez facile à comprendre :

1. Dans nos intestins

Notre tube digestif abrite entre 10^{12} à 10^{14} micro-organismes, soit jusqu'à 10 fois plus que le nombre de cellules qui constituent notre corps. Cet ensemble de bactéries, virus, parasites et champignons non pathogènes constitue notre microbiote intestinal (ou flore intestinale).

Ces milliards d'organismes qui pèsent jusqu'à 2 kg dans notre intestin, nous aident à digérer la nourriture, à la transformer en nutriments, en neurotransmetteurs et en enzymes. Mais pas seulement: notre microbiote contribue également au bon fonctionnement de notre système immunitaire (80 % des cellules immunitaires sont situées dans l'intestin) et à notre équilibre psychologique. Sans la présence de ces bactéries-amies, nous ne pourrions tout simplement pas être en vie.

Nous savons déjà qu'un usage intensif d'antibiotiques, que ce soit via les traitements médicaux ou via ce qui est donné au bétail et à la volaille et qui se retrouve dans nos assiettes, menace grandement notre écosystème intestinal. Un environnement trop aseptisé est un second facteur qui met en péril la vie des bactéries-amies.

Comme l'ont démontré des chercheurs, les ondes

électromagnétiques peuvent elles aussi contribuer à l'apparition d'une dysbiose, c'est-à-dire un déséquilibre de la flore intestinale (3).

En effet, lorsqu'ils sont exposés aux champs électromagnétiques, les virus, les microbes, les levures, les moisissures et les champignons se reproduisent très rapidement, plus rapidement que les cellules. Lorsqu'ils sont trop nombreux, ils forment ce qu'on appelle la flore pathogène, qui affaiblit ou tue les bonnes bactéries. Or celles-ci jouent un rôle important dans la protection de la muqueuse intestinale, composée d'une fragile rangée de cellules épithéliales. La muqueuse perd sa fonction de barrière entre notre système digestif et le flux sanguin, ce qui peut entraîner un affaiblissement du système immunitaire.

Quand la muqueuse intestinale perd sa fonction protectrice et qu'elle devient perméable, elle laisse passer des bactéries dans la circulation sanguine, mais aussi des particules de grosse taille qui créent allergies, intolérances et sensibilités. Ceci génère une inflammation de plus ou moins forte intensité, qui peut passer inaperçue et s'installer sur le long terme.

Un autre facteur intervient dans la dégradation des bactéries amies: une possible carence en vitamine D. Des études récentes sur des souris ont montré que les ondes électromagnétiques environnementales ont un impact sur les récepteurs de la vitamine D, dont la dérégulation conduit à un déséquilibre de la flore intestinale.

Les ondes électromagnétiques sont un facteur qui favorise donc une colonisation de l'intestin par la flore pathogène, laquelle ouvre la porte aux maladies inflammatoires chroniques et auto-immunes, ainsi qu'aux troubles métaboliques.

Il est important de préciser à ce stade que les toxines digitales des ondes électromagnétiques travaillent en synergie avec d'autres produits de l'environnement qui agressent notre organisme et mettent en péril notre bon fonctionnement: pesticides, perturbateurs endocriniens, métaux lourds...

L'AUTO-IMMUNITE

Notre système immunitaire a pour charge de nous protéger contre les envahisseurs tels que les virus et les bactéries. Il lui arrive cependant parfois d'interpréter ce qui se présente à lui de façon erronée. Dans certains cas, il va percevoir comme une menace des agents totalement inoffensifs (c'est le cas des allergies), et il peut même déclencher des réactions contre des parties du corps. C'est cela que l'on appelle des maladies auto-immunes. C'est comme si le corps ne faisait pas la différence entre ce qui vient de l'extérieur et ce qui fait partie de lui-même.

D'où vient cette confusion ? Notre environnement a énormément changé, de façon ultra rapide depuis la révolution industrielle. À ce jour, on compte plus de 80 000 produits chimiques en circulation, des métaux lourds et des ondes électromagnétiques qui pour la plupart n'existaient pas il y a cent ans.

Tout cela crée une très grande quantité de bruit, un brouhaha incessant qui brouille les pistes et l'intelligence de notre organisme.

Selon l'INSERM, les désordres du système immunitaire sont à l'origine d'au moins 80 maladies. Parmi elles on compte le diabète type I, la polyarthrite rhumatoïde, la sclérose en plaques, la maladie de Crohn, la maladie Cœliaque, le psoriasis, le vitiligo.

La thyroïdite de Hashimoto, condition dans laquelle le système immunitaire agresse sa propre glande thyroïde, atteint 3 % de la population aux Etats-Unis, dont 80 % de femmes et à un âge de plus en plus jeune selon le Dr Andrew J. Bauer, endocrinologue à Philadelphie, États-Unis.

2. Dans la communication entre cellules

Les cellules de l'organisme sondent continuellement leur milieu environnant afin de déterminer si celui-ci est propice à leur bon fonctionnement. Si ce n'est pas le cas, elles vont développer des mécanismes de protection ou se suicider si les conditions sont trop hostiles. Ce phénomène d'autodestruction porte le nom d'apoptose.

Dans un corps adulte, il existe environ 4 500 structures biologiques et chaque partie est en communication avec toutes les autres, créant un dialogue constant à travers le corps. Chaque cellule a son propre champ électromagnétique, sa propre fréquence qui lui permet de "parler" à son voisin, de l'informer des éventuelles actions nécessaires dans tel ou tel organe afin de garder le corps sain.

Une quantité trop importante de fréquences ou d'informations provenant de l'extérieur crée un niveau élevé d'interférences avec les commandes qui viennent de l'intérieur du corps. Cela devient comme une tour de Babel, une cacophonie. Le corps perd son intelligence innée, comme par exemple le sens des tâches à effectuer à des endroits précis. C'est le stress total, comme chez les cadres exécutifs au bord d'un burn out.

3. Dans le système limbique

Les champs électromagnétiques artificiels émettent des fréquences étrangères qui, du fait d'une exposition constante, font entrer nos cellules et notre organisme en état de stress chronique.

Lorsque les cellules sentent un danger, comme par exemple la présence d'un intrus, elles diminuent leur consommation d'oxygène, afin de transformer leur membrane en un bouclier oxydatif que les ennemis ne peuvent pas pénétrer sans conséquences (4).

Normalement, ce mécanisme de défense cesse une fois le danger disparu. Mais lorsqu'il y a exposition des cellules en continu, jour et nuit, aux fréquences des ondes électromagnétiques, cette interférence est perçue comme une menace permanente. La cellule n'a pas le temps de revenir à son état normal et d'effectuer correctement les réparations.

Éminent spécialiste en matière d'ondes et santé, le Professeur Belpomme explique qu'une composante majeure du système limbique est d'être neurologiquement attentive à tout ce qui pourrait constituer une menace. Lorsque cette partie du système nerveux est submergée par des stimuli de toute nature (lumière, toucher, odeur, aliments, champs électromagnétiques), elle peut rester bloquée en alerte maximale. Une fois bloqué, le système limbique devient hyperactif à une grande variété de stimuli dont découlent des perturbations du sommeil, de la mémoire et des émotions.

SYSTEME LIMBIQUE

Le système limbique, ou cerveau émotionnel, est le nom donné à un ensemble de zones de l'encéphale. C'est le cerveau qui ressent et qui réagit, qui détermine ce qui est dangereux ou non pour nous. Il associe une émotion à ce que nous touchons, sentons, entendons et goûtons. Il joue un rôle très important dans l'olfaction, la mémoire (hippocampe), la régulation des émotions (amygdale), la température corporelle (hypothalamus). Le système limbique est en lien direct avec le système endocrinien (organes sécréteurs d'hormones) et avec le système immunitaire. Son bon fonctionnement peut être affecté par une surexposition aux toxines chimiques, moisissures, virus, par une accumulation de stress, par les traumas, par l'inflammation.

Un système limbique déséquilibré conduit à une hypersensibilité ou une hyperéactivité: nous réagissons de façon exagérée à certaines situations, à certains bruits, ou a des substances inoffensives.

"FIGHT OR FLIGHT", OU LA REPONSE COMBAT-FUITE

En cas de danger (comme par exemple lorsque nos ancêtres se trouvaient face à un lion), une réaction de "combat ou de fuite" se met instantanément et automatiquement en place dans le corps. Cette réponse automatique se déclenche via la libération d'hormones de stress comme l'adrénaline et le cortisol, qui préparent au combat ou à la fuite.

La fréquence cardiaque, la pression artérielle, le rythme respiratoire augmentent, les pupilles se dilatent, le sang se concentre dans les parties du corps qui vont être impliquées dans le combat ou la fuite (bras, jambes).

Les systèmes digestif, immunitaire et reproductif - qui ne sont pas utiles dans cette stratégie de défense - sont ralentis. Il en va de même pour le néocortex, la partie du cerveau qui rationalise, analyse, raisonne. Le cerveau ancestral, tel un dictateur, prend les commandes de notre survie sans demander conseil à qui que ce soit.

Quand tout va bien, une fois que la menace a disparu, les hormones de stress cessent d'être produites, le corps revient plus ou moins rapidement au calme et tous les organes se remettent à fonctionner normalement.

Aujourd'hui nous rencontrons très rarement des lions, cependant la réaction physiologique que je viens de décrire se met en place en présence des stress du quotidien, qu'ils soient perçu ou vécu, réels ou imaginés.

La moindre petite chose peut être vécue comme un stress et déclencher la réaction physiologique de combat-fuite et le corps peut rester bloqué dans cet état sans qu'il ait le temps de revenir au calme. Quand le stress s'installe dans le temps, les systèmes digestif, immunitaire, reproductif sont eux aussi ralentis de façon durable.

C'est ainsi que le stress chronique a un lien direct avec une longue liste de désordres, comme la constipation, l'infertilité, les infections à répétition, l'inflammation, etc. Nos facultés à raisonner, activer la mémoire, voir les choses de façon positive sont également diminuées.

4. Flux de calcium dans et hors de la cellule

Nos cellules comportent des cavités dans lesquelles se situent différents ions dont le calcium et le magnésium. Ces ions sont en constante oscillation et génèrent des signaux électromagnétiques qui ont une fréquence comprise entre 1 à 2 GHz, équivalente à celle de nombreux portables. Ainsi les téléphones mobiles vont exciter ces ions, incitant ceux de calcium à sortir et entrer (5).

Voici plus précisément ce qui se passe au niveau des canaux calciques dépendants du voltage, les fameux VGCC que j'ai évoqués dans le chapitre sur le corps électrique. Ces canaux, actifs électriquement, représentent une des voies principales d'entrée du calcium dans la cellule nerveuse et ils participent aussi activement à l'excitabilité cellulaire.

Ils sont situés dans la membrane cellulaire, et on peut les imaginer comme des portes de garage qui s'ouvriraient avec une télécommande. Le rayonnement pulsé à haute fréquence émis par les téléphones cellulaires peut jouer ce rôle de télécommande, qui maintient les canaux ouverts et provoque un flux excessif de calcium (6).

L'ion calcium intervient dans de nombreuses réactions biochimiques et, comme le démontre le professeur Martin Pall, (Washington State University, États-Unis) quand il est en déséquilibre, un stress oxydatif se crée, mais également un stress nitrosatif, tout aussi destructeur, avec des conséquences principalement sur les muscles et sur les nerfs. Or, les tensions musculaires et nerveuses peuvent se traduire en douleurs articulaires, troubles de l'équilibre, fourmillements dans les mains, problèmes de concentration, maux de tête, et autres symptômes liés à l'hypersensibilité ou à l'intolérance électromagnétique (voir encadré).

Ancien employé de Silicon Valley et producteur exécutif du documentaire **Generation Zapped**, Peter Sullivan explique:

"Les canaux calciques sont vraiment essentiels au développement du cerveau, au système immunitaire, à la fonction des lymphocytes T, à la barière hémato-encéphalique, à la barrière intestin-encéphalique. Le facteur de risque numéro 1 pour l'autisme est une variation du canal calcique. Les variations dans le fonctionnement des canaux calciques sont associées non seulement à l'autisme, mais également à l'hyperactivité, au déficit d'attention, à la dépression, à l'anxiété et à la schizophrénie".

LE STRESS OXYDATIF

Le simple fait de vivre, de manger, de respirer et de bouger crée une oxydation dans le corps. Cette oxydation crée des radicaux libres, des molécules hautement réactives et instables qui circulent dans le corps, volant des électrons à des tissus sains. Le stress oxydatif apparaît quand il y a une trop grande quantité de radicaux libres dans le corps. Cet excès est nocif et à l'origine de maladies chroniques comme le diabète, le cancer, les maladies inflammatoires, la maladie d'Alzheimer ou encore Parkinson.

Un excédent de radicaux libres peut se produire suite au stress, à la prise de médicaments, de tabac et d'alcool, à des taux de sucre sanguin élevés, à la pratique intensive du sport, à l'exposition à la pollution de l'air, aux rayons ultraviolets du soleil, et... aux toxines numériques.

5. Dans le flux sanguin

Au niveau sanguin, une étude a montré des modifications après 45 minutes d'exposition à un téléphone mobile en mode réception. Les globules rouges normalement séparés les uns des autres, se sont agglutinés, appauvrissant la surface de transport en oxygène, rendant le sang visqueux et stagnant (7).

Soumise à certains rayonnements comme les micro-ondes pulsées de hautes fréquences, la protection cellulaire qui entoure le cerveau, appelée barrière hémato-encéphalique, devient poreuse. L'albumine se diffuse depuis les vaisseaux sanguins jusque dans la matière cérébrale, laissant tout ce qui est dans le sang passer dans le cerveau.

6. Dans le système hormonal

Nous avons vu plus haut que les ondes diminuent la production de mélatonine. Mais pas seulement: la production de 3 hormones liées à l'obésité, noradrénaline, dopamine et épinéphrine, est également perturbée (8). La production de cortisol augmente aussi sous l'effet du stress causé par une exposition constante aux ondes, et se transforme en inflammation chronique.

7. Dans le système reproductif

On a découvert récemment que des micro-ondes ont été utilisées dans les orphelinats britanniques pour stériliser les orphelins, à une fréquence de 2,4 GHz. L'auteur de ces révélations, le Docteur Barrie Trower, est un physicien britannique expert en armes à micro-ondes qui a travaillé pour la Royal Navy et les services secrets britanniques. Cette information peut paraître lointaine ou faire sensation, il n'en est pas moins que les tests effectués sur des hommes en contact prolongé avec un smartphone dans la poche ou bien avec un ordinateur sur les genoux sont parlants.

Une recherche conduite par un laboratoire argentin, publiée dans la revue Fertility and Sterility, a mis en évidence une concentration et une mobilité des cellules sexuelles réduites ainsi qu'une multiplication des défauts dans leur ADN.

On a enregistré depuis 50 ans une chute délirante de la qualité du sperme. D'une concentration de 71,4 millions par millimètre carré en 1989, nous sommes tombés à 48,8 millions en 2005. Certains experts scientifiques voient dans cette courbe qui décline à une vitesse vertigineuse une menace pour la race humaine. De nombreuses études montrent l'effet des ondes sur la fertilité (9).

Jeunes hommes, si vous désirez devenir papa un jour sans être confrontés à des difficultés, abstenez-vous de mettre votre ordinateur portable sur vos genoux. Les jeunes filles doivent aussi penser à leur stock d'ovules dont la qualité pourrait également être menacée par les ondes de leurs appareils électroniques.

Effets sur les animaux

Dans certaines régions du monde, principalement aux États-Unis et en Europe, 30 à 80 % des abeilles ont disparu. De nombreux facteurs sont impliqués dans cette extinction massive, qui porte le nom scientifique de *Colony Collapse Disorder*, comme les pesticides, le changement climatique, le manque de biodiversité, les parasites, ainsi que l'électrosmog.

Un groupe de scientifiques de l'université de Koblenz-Landau en Allemagne a montré que les champs électromagnétiques affectent la capacité des abeilles à retourner dans leur ruche (10).

Les champs électromagnétiques interfèrent avec le système sensoriel magnétique des oiseaux et insectes volants en perturbant la magnétite, une nanoparticule de cristal ferromagnétique harmonisée avec le champ géomagnétique de la Terre.

Comme le corps humain synthétise lui aussi de la magnétite, en quantité presque microscopique, nous pouvons émettre l'hypothèse que notre propre système d'orientation peut être perturbé comme celui des animaux, à un degré très faible.

L'association Robin des Toits tient à disposition du public un document en Pdf qui liste les animaux par ordre alphabétique et qui met en lien un grand nombre d'articles, d'études, d'émissions de radio, de vidéos pour chaque catégorie (11).

Effets sur les végétaux

Les arbres aident à purifier l'air que nous respirons, filtrent l'eau que nous buvons et fournissent un habitat à plus de 80 % de la biodiversité terrestre du monde. Ils aident à contrôler les micro-organismes souterrains et maintenir les sols en bonne santé.

Leur intelligence leur permet de communiquer entre eux par leurs racines qui forment des systèmes de réseaux souterrains. Quand un arbre est malade ou manque de nourriture, ses voisins l'aident en lui envoyant des nutriments.

Les arbres savent contrôler la température de leur environnement en fabricant de l'ombre. En été lors de grandes chaleurs, ils produisent des molécules qui vont dans l'air se mixer avec la vapeur et faire des plus grosses molécules qui ensuite produisent des nuages. Un arbre malade ou qui disparaît, c'est plus de CO_2 dans l'air mais c'est aussi une baisse du nombre de poissons dans les rivières. Cela paraît assez incroyable, et pourtant 70 % de la nourriture des poissons d'eau douce dépend des débris d'arbres qui tombent dans l'eau.

Ces débris sont décomposés par les bactéries qui nourrissent le zooplancton, lui-même dévoré par les poissons. Les arbres sont sensibles aux ondes et la pollution électromagnétique est un facteur contribuant à la perte de biodiversité et au réchauffement climatique.

Plus inquiétant encore, la recherche montre que les plantes soumises aux radiations produisent environ 100 fois plus de terpènes, des molécules qu'elles fabriquent pour se protéger des maladies et des insectes. Or les terpènes sont hautement inflammables et une irradiation omniprésente telle qu'elle est prévue dans le futur pourrait constituer un danger colossal pour la planète.

Le Docteur Martin Pall avance même que cette inflammabilité est possiblement impliquée dans les incendies qui ont eu lieu en Californie en 2018.

HYPERSENSIBILITE AUX ONDES

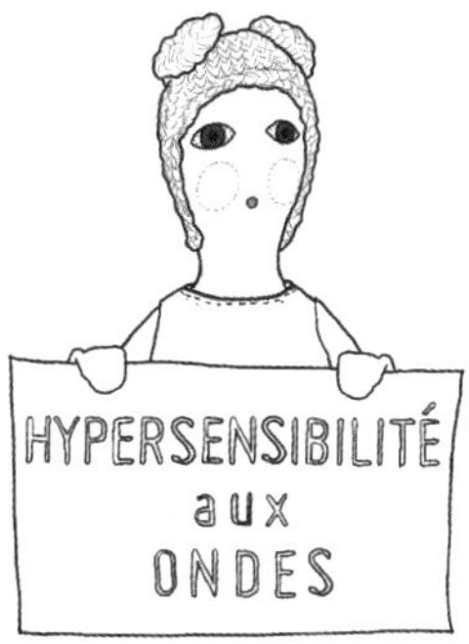

On entend de plus en plus parler de sensibilité ou d'hypersensibilité électromagnétique qu'on nomme aussi électrosensibilité ou électrohypersensibilité (EHS).

L'électrosensibilité a été décrite pour la première fois en 1932 comme une sensibilité symptomatique aux champs électriques ou magnétiques de toute fréquence, y compris de radiofréquences, qui donne lieu à un spectre de symptômes, souvent neurologiques.

Selon l'***Organisation Mondiale de la Santé***, 3 à 6 % de la population souffre du syndrome d'hypersensibilité aux champs électromagnétiques (on parle aussi de syndrome d'intolérance, qui est similaire). Mais selon certains médecins, les chiffres pourraient être beaucoup plus élevés. Les hypersensibles ont souvent du mal à parler de leur maladie qui est la plupart du temps interprétée par les médecins comme un problème d'origine psychologique.

D'une manière générale, cette condition n'est pas encore officiellement reconnue, à cause d'un manque de connaissances et d'une difficulté de diagnostic. Il n'y a pas de traitement établi proposé par la médecine conventionnelle.

Les personnes qui se disent ou se sentent électrosensibles rapportent entre autres des douleurs (musculaires, articulaires, migraines), un malaise général (fatigue, troubles cognitifs, vertiges), des problèmes au niveau de la peau, des yeux et des oreilles (voir encadré).

La liste de symptômes est longue et facilement attribuable à d'autres facteurs déclenchants. De ce fait, les électrohypersensibles, qui sont parfois aussi des personnes à sensibilité chimique multiple, sont souvent renvoyés vers la psychiatrie quand ils ne sont tout simplement pas pris pour des affabulateurs.

Le livre ***Sensitive*** de Tanja Bulatovic (en anglais) est un cri d'alarme mais aussi une source d'informations précieuses pour tous les électrosensibles.
Tanja partage son témoignage:

"Notre époque est bien curieuse. La plupart d'entre nous vivent dans l'ignorance totale des dangers ambiants et j'ai souvent l'impression de frapper à la porte des gens pour leur annoncer que leur maison est en feu.

Je ne suis ni une fanatique, ni une militante de la théorie du complot. Je suis simplement une personne à qui on a diagnostiqué une hypersensibilité électromagnétique.

Alors que j'écris ces lignes, 3 % de la population mondiale est touchée par ce syndrome, avec des chiffres en hausse. C'est sans doute une sous-estimation, car la majorité des personnes n'ont pas encore fait le lien entre leurs symptômes et les ondes électromagnétiques.

Les conclusions scientifiques ne sont pas biaisées pour correspondre aux faits. Les faits sont très réels et les preuves sont très claires. Est-ce que j'agite un épouvantail ? Non, car le danger auquel nous sommes confrontés n'est pas une sorte de zone sinistrée comme Tchernobyl ou Fukushima avec des balises d'avertissement. Le danger n'a pas de signal d'alarme; il est autour de nous, dans nos poches, dans nos rues et dans nos maisons et il peut être mortel.

Nous fermons les yeux sur le fait que les fréquences électromagnétiques nous affectent car les gadgets électroniques font désormais partie intégrante de notre vie. Les smartphones, tablettes et autres appareils ont pris tant d'importance dans notre vie qu'ils paraissent indispensables. Un lavage de cerveau médiatique nous conduit à penser que nous ne pouvons pas vivre sans ces gadgets.

Nous sommes devenus des drogués de téléphones portables. Ils occupent nos mains comme les cigarettes le faisaient. Les gens ne se parlent plus, nous conversons avec nos smartphones, qui calment notre malaise et nous rendent inconscients.

Il semble que nous ne pouvons plus être présents avec nous-mêmes, ni avec personne autour de nous. Nous sommes sujets à une constante agitation, toujours à la recherche de quelque chose, toujours plus. Nous sommes déshumanisés par l'industrie et la plupart des gens acceptent cet état de fait comme si cela faisait partie de la vie normale. Mais nous pouvons reprendre conscience et nous libérer de ce comportement addictif. C'est absolument nécessaire si nous valorisons notre santé, et si nous voulons survivre en tant qu'espèce."

Le constat que les ondes ont un effet négatif sur la santé ne vient pas d'élucubrations de groupes anti-technologie, anti-modernité ou anti-capitalistes: il est établi par des centaines de médecins qui, dans leurs cabinets, ont pu faire le lien avec un mal être grandissant. Ce sont eux, les scientifiques les plus engagés, comme Dr Klinghardt, Dr Zach Bush, Dr Pompa aux États-Unis, ou le Professeur Belpomme en France, qui tentent d'attirer l'attention de leurs collègues sur la nécessité d'intégrer cette dimension à leurs diagnostics.

Comment les personnes dont la santé se dégrade et qui présentent plusieurs symptômes peuvent-elles savoir que leur état est dû à une hypersensibilité ou intolérance aux ondes électromagnétiques ?

Un des moyens est bien sûr en faisant un lien entre l'éloignement des ondes et une amélioration de la santé. Ils sont ainsi nombreux à se réfugier dans des "zones blanches", non couvertes par les antennes Wi-Fi, situées généralement dans les campagnes isolées ou, comme aux États-Unis, dans la ville de Greebank qui abrite un télescope géant dont le bon fonctionnement est incompatible avec la pollution électromagnétique.

Il existe aussi des tests, assez nouveaux et rarement pratiqués, mis au point par le Professeur Belpomme qui permettent de caractériser et d'identifier l'hypersensibilité, qu'elle soit chimique ou électromagnétique. Ces tests utilisent des biomarqueurs qui mesurent les taux de nitrotyrosine (stress nitrosatif), de protéine S100B (ouverture de la barrière hémato-encéphalique), d'histamine (impliquée dans les allergies), d'anticorps anti-myéline (faiblesse musculaire et picotements), de mélatonine (insomnie et immunodépression) et de stress oxydatif (lié à une longue liste de dérèglements).

Il peut être salvateur d'identifier sans tarder une légère sensibilité aux ondes et d'enrayer ainsi une évolution vers l'hypersensibilité. Très souvent les hypersensibles doivent se couper de toute source de pollution électromagnétique et ne peuvent plus du tout tolérer la technologie.

Les enfants, les femmes, les personnes âgées sont les plus vulnérables aux ondes et les plus susceptibles de développer un syndrome d'hypersensibilité.

Chez les enfants, la tête est de petite taille, la boîte crânienne est fine, à l'état cartilagineux, c'est-à-dire pas encore ossifiée. Les hyperfréquences des téléphones portables pénètrent plus profondément dans leur cerveau. Celui-ci baigne dans une grande quantité de liquide, qui est conducteur d'électricité. Les radiations des téléphones portables peuvent affecter les enfants même avant la naissance. Une étude comparative publiée dans la revue ***Epidemiology***, a mis en évidence le lien entre les problèmes émotionnels, comportementaux, et d'hyperactivité chez les enfants dont les mères utilisaient un téléphone portable pendant la grossesse (1).

SYMPTÔMES D'HYPERSENSIBILITE AUX ONDES

- Une étude suédoise basée sur plus de 400 personnes souffrant d'hypersensibilité électro-magnétique a mis en évidence les symptômes suivants:
- Problèmes de peau (44 personnes)
- Sensibilité à la lumière et aux problèmes oculaires (29 personnes)
- Fatigue et faiblesse (29 personnes)
- Problèmes cardiaques et hypertension artérielle (28 personnes)
- Maux de tête et migraines (24 personnes)
- Douleur dans les articulations et les muscles (24 personnes)
- Vertiges (23 personnes), difficultés de concentration (19 personnes)
- Nausées et mauvaise santé en général (18 personnes)
- Troubles de la mémoire (13 personnes)
- Réactions endocriniennes (12 personnes)

- Troubles respiratoires et pulmonaires (10 personnes)
- Troubles gastriques et intestinaux (10 personnes)
- Engourdissement (9 personnes)
- Problèmes de grippe et de gorge (9 personnes)
- Troubles du sommeil (8 personnes)
- Problèmes auditifs et acouphènes (8 personnes)
- Mais aussi tremblements, crampes, anxiété, dépression, évanouissement, coma, asthme, allergies, troubles de la parole, irritabilité, confusion, lassitude, étourdissements, maladresse, troubles de l'attention, apathie, isolement social, irritabilité, sensation d'oppression au niveau du crâne et de la gorge, maux de tête, migraines, douleurs articulaires et musculaires, crampes, vertiges, tremblements, rougeurs et gonflements cutanés, sensations de brûlure, picotements, fourmillements, démangeaisons, perte d'appétit, sensations de froid, dérèglement hormonal, troubles visuels, hypersensibilité aux odeurs chimiques (parfums, produits ménagers, gasoil...).

3 % à 6 % de la population mondiale, c'est entre 210 et 420 millions de personnes affectées sur la planète. Suffisamment pour que l'on questionne les régulations en vigueur. Qui décide des seuils de sécurité ? Comment les normes sont-elles fixées ?

* Le débit d'absorption spécifique (DAS ou SAR en anglais)

Ce paramètre permet de mesurer le réchauffement des tissus biologiques exposés à un téléphone mobile. Il est réalisé avec un portable en mode transmission exposé pendant 6 minutes à une distance de 1 cm d'un modèle de reproduction de la tête humaine. Cette tête factice, dont les proportions sont équivalentes à un homme mesurant 1,88 m, est remplie d'une solution aqueuse de sucre et de sel, similaire à nos fluides corporels.

Le débit d'absorption spécifique est controversé d'une part car il repose sur des normes établies à partir de calculs théoriques et non sur des expérimentations biologiques. D'autre part, les tests ne reflètent pas les conditions dans lesquelles les portables sont utilisés au quotidien: que ce soit pour la durée moyenne des conversations ou la proximité de l'appareil avec la peau. Enfin, il y a une différence entre la corpulence du mannequin et la taille des femmes, et encore plus celle des enfants et des nouveaux-nés.

Les constructeurs sont obligés de noter le DAS dans les caractéristiques de leurs appareils et de respecter les normes imposées avant la mise sur le marché. Mais dans la réalité, 9 téléphones mobiles sur 10 dépassent les normes légales, comme le met en évidence le Dr Marc Arazi, fondateur de Phonegate Alert (2).

* L'ICNIRP

Il y a donc d'un côté le DAS, l'outil de mesure; et de l'autre l'ICNIRP, la commission internationale de protection contre les rayonnements non-ionisants, qui fixe les normes de sécurité. Cette institution indépendante travaille avec des experts de différents pays et disciplines (biologie, épidémiologie, médecine, physique et chimie), pour évaluer le risque d'exposition aux radiations non-ionisantes. Elle fournit ensuite des conseils aux gouvernements et aux usagers.

L'ICNIRP fait l'objet de remises en cause et de critiques pour ses liens étroits avec l'industrie et pour ses directives qui ne prennent en compte que les effets thermiques comme les brûlures, pas les effets biologiques comme les mutations génétiques. Les effets cumulatifs et sur le long terme, les interférences, les synergies entre fréquences, sources d'émission, chimie, etc. sont également ignorés par l'ICNIRP.

Selon Lennart Hardell, Docteur à l'Université d'Orebro en Suède, l'épidémiologie montre que les ondes devraient être classées comme cancérigènes pour les humains et que les limites fixées par l'ICNIRP ne sont pas adéquates pour protéger la Santé Publique (3).

Les valeurs limites, établies en tenant uniquement compte des risques immédiats, et non les expositions prolongées, sont de 5 000 V/m (volts par mètre) pour le champ magnétique. Nous n'allons pas expliquer ces chiffres mais simplement les comparer.

Les biologistes de l'habitat ou les géobiologues considèrent que le risque est acceptable quand les valeurs sont en-dessous de 10 V/m et 1 milligauss la journée. Ces valeurs doivent être plus basses encore la nuit, et bien inférieures pour les personnes électrohypersensibles.

*** Focus sur la 5G**

La 1G, ou 1ère génération de la technologie sans fil, a vu le jour en 1981. La 5G est déjà en fonctionnement dans plusieurs endroits du monde, et elle devrait être déployée plus largement à partir de 2021. La bande 5G ne vient pas remplacer la 2G, 3G et 4G, mais vient s'ajouter à elles.

La 4G a apporté un débit 10 fois supérieur à celui de la 3G, la 5G promet un débit jusqu'à 100 fois supérieur à celui de la 4G, ce qui permettra de télécharger un film entier en environ 5 secondes. Ces vitesses de traitement accélérées nécessitent une grande quantité de bande passante et pour éviter toute saturation, la 5G va utiliser une largeur de bande encore inexploitée, l'onde millimétrique d'extrêmement haute fréquence (MMW).

Plus la fréquence est élevée, plus la longueur d'onde est courte pour permettre une transmission ultra rapide et sans délais, et une meilleure connectivité des objets. L'usage d'ondes courtes implique l'implantation d'antennes relais tous les 150 mètres et à une hauteur inférieure aux antennes de la 3G ou de la 4G. Ces antennes utilisent une technologie à faisceaux de rayonnement étroitement focalisés du nom de "Phase Array".

Les gammes de fréquences utilisées pour la 5G iront d'abord de 600 MHz à 7,1 GHz avant de passer sur des fréquences plus élevées appelées "ondes millimétriques", autour de 24 GHz et plus. Ce type d'ondes millimétriques soulève des inquiétudes car il est utilisé dans l'***Active Denial System*** (ADS), un appareil de dispersion de la foule développé par l'armée américaine. En cas d'émeutes ou de manifestations violentes, un faisceau d'ondes concentré est envoyé sur la foule, qui ressent une sensation de brûlure intense. Cet effet thermique déclenche un réflexe de fuite.

"Mettre en place des dizaines de millions d'antennes sans un seul test de sécurité sur la biologie est devenu l'idée la plus stupide jamais vue dans l'histoire du monde"

Martin Pall, professeur de biochimie émérite, Washington State University.

Un autre sujet d'inquiétude provient d'une étude israélienne conduite par le Dr. Ben-Ishai de l'Université hébraïque de Jérusalem. Notre peau contient des millions de conduits de transpiration dans sa couche supérieure et le Dr. Ben-Ishai a découvert que ces canaux sudoripares agissent comme des antennes pour le rayonnement 5G qui pénètre la peau humaine de manière plus agressive que les autres types de rayonnement émis jusqu'à présent par les appareils électroniques grand public.

Il faut savoir qu'à ce jour, aucune compagnie d'assurance ne s'engage à indemniser les risques potentiels liés aux maladies qui pourraient découler de l'exposition prolongée aux champs électromagnétiques.

Contrairement aux géants de l'industrie des télécommunications, les assureurs prennent très au sérieux les effets néfastes des ondes électromagnétiques sur la santé et ne garantissent plus ces risques depuis 1997.

Bien que plusieurs malades de cancers du cerveau et des glandes salivaires aient établi un lien entre leur condition et l'utilisation prolongée d'un portable, très peu d'entre eux ont obtenu gain de cause devant les tribunaux.

En 2018 en Angleterre, un utilisateur de 60 ans a engagé une action en justice contre une entreprise de téléphonie mobile après avoir développé une tumeur au cerveau, qui l'a laissé sourd d'une oreille.

En Italie la même année, un dirigeant d'entreprise a poursuivi un opérateur téléphonique après avoir développé une tumeur bénigne au cerveau liée à l'utilisation professionnelle de son téléphone portable. Dans les deux cas, les experts médicaux ont estimé qu'il existait un lien de causalité entre les tumeurs cérébrales et l'utilisation de portables et les tribunaux ont donné gain de cause aux plaignants.

Enfin, il faut savoir que la 5G aura un impact environnemental et énergétique supérieur à ses bénéfices. La 4G a déjà une empreinte carbone aussi importante que l'ensemble du trafic aérien; la 5G arrive avec des promesses de grande efficacité énergétique, mais ce qui sera économisé d'une part sera vite dépassé par la consommation de données. 7,2 milliards de milliards de data ont été échangées par mois en 2017 dans le monde, et les chiffres vont exploser d'ici quelques années avec l'augmentation du nombre de portable ainsi que les 24 milliards d'objets connectés prévus d'ici 2025 (4).

Suivant la logique du modèle capitaliste basé sur la consommation, les téléphones portables et les objets connectés ne sont pas construits pour durer, mais pour être remplacés le plus souvent possible. Ils vont ajouter un lourd tribut à une quantité de déchets déjà bien encombrante.

Les oreillettes "AirPods" d'Apple par exemple, ont une longévité d'environ 18 mois. Elles sont faites d'une coque plastique qui met un millénaire avant de se décomposer, de tungstène, d'étain, de tantale, de lithium et de cobalt. Elles ne peuvent pas être réparées ou recyclées car les composants sont collés.

Vivre sainement avec la technologie

Jusqu'où ira la technologie ? Jusqu'où irons-nous dans son développement ? La 7G et 8G seraient déjà en phase d'étude. Quant à la 6G, elle semble déjà bien avancée, son premier sommet mondial s'est tenu en mars 2019 en Finlande.

Il faut plus de 10 ans pour mettre un médicament sur le marché car la première obligation en médecine est de ne pas nuire au patient. La mise sur le marché de la 5G sans aucune étude, sans aucun test médical est une violation de ce principe.

Les citoyens qui demandent que la 5G soit soumise à des études indépendantes avant son déploiement ne sont pas des partisans d'un retour à la bougie. L'utilisation de la technologie actuelle, couplée à une utilisation plus systématique du réseau Internet câblé dans les habitations et bâtiments publics peut nous protéger considérablement tout en nous permettant un usage de la technologie amplement suffisant pour couvrir nos besoins.

D'ailleurs, en mai 2018 à Bruxelles, Céline Fremault, ministre de l'Environnement et de l' Énergie a déclaré que la 5G n'était pas compatible avec les normes belges de radioprotection; dans certains cantons suisses un moratoire sur la 5G a été voté jusqu'à ce que des conclusions indépendantes sur des dommages possibles pour la santé soient disponibles.

Un groupe de scientifiques a lancé un appel international en 2017, demandant l'arrêt du déploiement de la 5G. La liste compte à ce jour les signatures de 249 médecins et titulaires de doctorats en sciences, originaires de 42 pays différents (4).

COMMENT SE PROTEGER ?

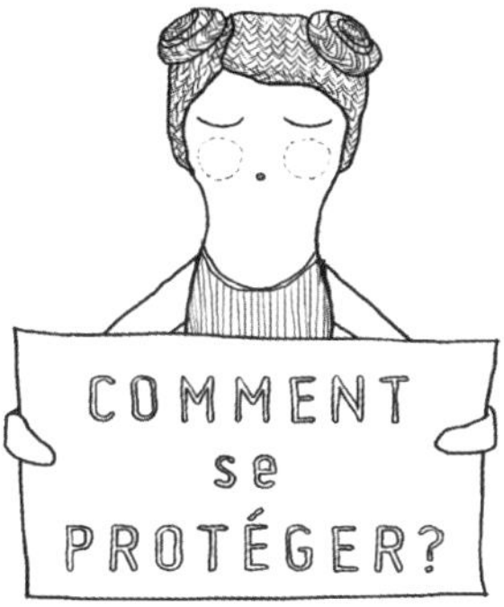

Le brouillard électromagnétique devient un peu plus dense chaque jour et nous subissons une sorte d'électrocution au ralenti. Sans forcément chercher à éviter à 100 % les radiations et à boycotter la technologie, il est primordial d'apprendre à diminuer l'exposition et à se protéger de la façon la plus appropriée.

Ce chapitre dédié aux mesures de protection physique expose une sélection de recommandations basiques. Il n'a pas vocation à proposer une liste exhaustive, ni à entrer dans des détails trop techniques. Il existe pour cela des ouvrages très bien faits, mentionnés à la fin du livre. Le but ici est d'encourager le lecteur à intégrer des gestes quotidiens protecteurs et à rechercher les options les plus adaptées à sa famille et à son habitat.

Une chose est certaine: la meilleure protection contre les ondes électromagnétiques est la distance. Il est difficile de les éviter au cœur des villes en pleine journée, dans les transports en commun, les lieux où la foule gravite et se connecte massivement au Wi-Fi comme les stades ou les aéroports. Il est en revanche, pour le moment du moins, plus facile de les contrôler et d'en réduire les effets à la maison et nous allons voir comment.

Les messages que nous envoie le marketing font l'éloge d'un futur habitat intelligent sous total contrôle technologique. Ce modèle répond à nos rêves profonds de vie facile et sans contraintes. Mais la réalité, éclairée par ce que nous savons des effets de la technologie sur la santé, nous incite à nous questionner. Est-il vraiment opportun de laisser la maison devenir super intelligente, sachant que cela implique une exposition intense et continue aux toxines numériques ?

Vive le fil !

Avoir une connexion Internet rapide et fiable tout en limitant l'exposition aux ondes est possible en optant pour le réseau filaire ou la fibre optique. Chez moi, les ordinateurs sont reliés au réseau via des câbles Ethernet et nous n'allumons le Wi-Fi que lorsque c'est vraiment nécessaire. L'électricien à qui nous avons demandé de câbler la maison et d'installer des prises Ethernet dans toutes les pièces au lieu de prises télévision qu'il nous proposait, nous a pris pour des excentriques. Mais je sais aujourd'hui que c'est la meilleure chose que nous ayons faite. Quand la maison n'est pas câblée, il faut alors penser à éteindre la box la nuit ou installer un programmateur qui la mette automatiquement hors tension pendant les heures nocturnes. Si vous pratiquez les bons gestes pour vous protéger mais qu'un signal fort provient du Wi-Fi de vos voisins, parlez-leur et expliquez-leur les avantages à faire comme vous; cela les concerne aussi.

Installation électrique

Pour votre bien-être, elle doit être aux normes, avec des prises de terre qui permettent de diminuer considérablement les champs électromagnétiques produits par tous les câbles électriques de la maison. Chaque appareil doit être équipé d'une prise de terre, et même les lampes de chevet qu'il faut choisir avec un câble blindé et un interrupteur bipolaire. Idéalement, les câbles électriques dans les parois doivent être à distance (au moins 1 mètre) des endroits où l'on passe beaucoup de temps comme le lit, le canapé, le bureau. Il est possible de réduire considérablement les champs électriques et électromagnétiques dans l'habitat. Le *Biorupteur©* par exemple, se fixe dans le coffret de distribution électrique et coupe le circuit électrique lorsqu'il n'y a pas de consommation. Il se réenclenche automatiquement pour rétablir instantanément le courant.

Chasse à l'électricité sale

Le Wi-Fi n'est pas le seul responsable de la pollution électromagnétique à la maison, l'électricité polluée, dite communément électricité sale, y contribue grandement. Elle est constituée de pics irréguliers de haute fréquence d'énergie électrique qui circulent dans les câbles. Elle est produite entre autres par les transformateurs d'ordinateurs, les chargeurs d'appareils, les lampes fluocompactes ou économiques, les néons, les appareils électriques, les ordinateurs, les compteurs communicants (voir encadré).

Les téléphones fixes sans fil (DECT) en sont une source majeure car ils émettent des ondes constamment. Selon les études épidémiologiques, le risque de cancer du cerveau chez les gros utilisateurs est le même avec un téléphone fixe sans fil qu'avec un téléphone portable.
À moins qu'ils ne soient certifiés Eco (auquel cas ils n'émettent que lors des communications), il faut les bannir définitivement de la maison sans aucune hésitation. La meilleure chose à faire est de retourner au bon vieux téléphone filaire.

Parmi les autres sources importantes d'électricité sale, il faut citer les variateurs d'intensité lumineuse, qui permettent de passer d'une lumière vive à une ambiance tamisée. Personnellement je les adore. Ou plutôt je les adorais car depuis que j'ai mesuré leurs émissions avec mon appareil de détection de champs électromagnétiques, je les évite soigneusement.

L'électricité sale est responsable de symptômes comme les maux de tête, une faiblesse générale, l'assèchement des yeux et de la bouche, les rougeurs au visage, les irritations cutanées, l'anxiété. Pour limiter ses effets, on peut installer des filtres *Graham-Stetzer* qui vont aider à réduire ou à éliminer les signaux de hautes fréquences présents dans les circuits des installations électriques.

Compteurs Communicants (Linky ou Gazpar)

Les nouveaux compteurs communicants passent par les câbles électriques du domicile en produisant du courant sale, du nom de CPL (courants porteurs en ligne). Le CPL consiste à transporter de l'information par les fils électriques, en passant par le compteur électrique, en superposant sur le courant normal des fréquences 1000 fois plus élevées. Ce signal CPL ne s'arrête pas au compteur communicant, il se diffuse dans tous les appareils électriques de la maison via le circuit domestique, jour et nuit. Alors que nous devons à tout prix limiter notre exposition à la pollution électromagnétique, cette source additionnelle est vraiment à bannir.

Débrancher

Nos appareils électriques rayonnent en permanence, ce qui engendre une pollution électromagnétique importante. Même lorsqu'une lampe est éteinte au niveau de l'interrupteur, le courant qui alimente le fil continue à émettre des ondes. Pour comprendre cela, il faut imaginer un tuyau d'arrosage: si on coupe l'eau à la source, c'est-à-dire au robinet, il n'y a plus d'énergie dans le tuyau. Mais si on ferme le tuyau à son extrémité, la pression reste à l'intérieur, conservant la présence d'un champ énergétique. Mettre hors tension tous les appareils ainsi que les ordinateurs, les chargeurs de téléphones et tablettes dès qu'on ne les utilise plus va contribuer à réduire les émissions, surtout la nuit.

Faire appel aux professionnels

Un biologiste du bâtiment, ou géobiologue (voir encadré) peut se révéler très utile pour évaluer un lieu de travail ou d'habitation afin de déterminer les niveaux de radiations, les éventuelles émissions de radon, les problèmes de géobiologie mais aussi pour vérifier que l'électricité est correctement reliée à la terre. Une évaluation permettra de mettre en place des stratégies de protection comme des matériaux bloquants tels que la peinture anti-ondes, les rideaux, cages de Faraday ou baldaquins, mais aussi la reconnexion à la terre, les interrupteurs bipolaires, les câbles électriques blindés.

La géobiologie, pratiquée en orient dans l'art du Feng shui, est une science qui permet d'étudier les différentes interactions entre les ondes et l'environnement. Ces ondes, champs magnétiques, champs électriques et rayonnements ionisants ont des effets importants sur notre santé.

La mission du géobiologue est d'identifier les différents facteurs naturels et artificiels présents dans un environnement déterminé. Généralement, un géobiologue est appelé pour donner son avis sur l'emplacement adéquat d'une maison à construire, pour choisir convenablement les matériaux de construction ou pour conseiller sur l'agencement d'un bâtiment. Ce spécialiste peut aussi intervenir dans le domaine de la rénovation ou de la décoration, ou lorsque les occupants d'une habitation se sentent perturbés, oppressés ou agressés par ce lieu. Le géobiologue intervient fréquemment dans le domaine de l'élevage et de l'agriculture car les facteurs nocifs tels que les réseaux telluriques et champs électromagnétiques peuvent avoir une répercussion importante sur les animaux et sur les plantes.

La première étape du travail d'un géobiologue consiste à analyser les informations transmises par les personnes l'ayant sollicité, afin d'en faire ressortir un éventuel phénomène majeur à écarter en priorité, sans pour autant négliger d'autres facteurs qui pourraient paraître bénins. Il doit ensuite faire une détection de terrain. C'est à ce moment qu'il mettra en avant tout son ressenti et son expérience pour comprendre d'où pourraient venir les maux. Les méthodes pratiquées sont soit non conventionnelles mais en usage depuis des millénaires, soit scientifiques avec l'utilisation d'appareils de mesures très sophistiqués.

Ces conseils peuvent aller du déplacement d'un lit ou de l'inversion du branchement sur une prise jusqu'au déménagement si par exemple une ligne haute tension passe au-dessus de l'habitat.

Bruno Fonteneau, Conseiller Champs électromagnétiques.

High-Tech ou Low-Tech ?

Notre monde est magique, il nous permet de piloter l'éclairage et la température des pièces, d'ouvrir ou fermer les volets, de mettre en marche le grille-pain à partir de son smartphone. Et de commander vocalement l'écoute de n'importe quelle chanson à laquelle on vient de penser. Connaissant l'impact possible des objets connectés sur la santé, n'est-il pas plus intelligent d'apprendre à s'en passer ? Le film *Mon Oncle* de Jacques Tati (1958) met ironiquement en scène une maison avant-gardiste automatisée où tout fonctionne à l'aide de boutons et où l'électroménager devient imprévisible. Un film drôle, idéal pour nous aider à réexaminer les fondements de notre adoration pour la technologie.

Dormir dans un sanctuaire

Nous passons près d'un tiers de notre existence dans notre lit et pour être pleinement réparateur, le sommeil doit prendre place dans une atmosphère la plus saine possible. Les champs électromagnétiques créent des stimulations qui parasitent les ondes cérébrales et perturbent le sommeil. Ils peuvent venir d'un radio-réveil, d'une lampe de chevet dont le câble est mal isolé, ou dont l'interrupteur défectueux ne coupe qu'un fil, d'une paroi où passe l'électricité, juste derrière votre tête.

Certaines personnes utilisent des applications pour monitorer leur sommeil, et s'exposent donc en continu, jour et nuit au Wi-Fi. Ajoutez à cela le compteur Linky et vous avez une pollution excessive, ininterrompue. Le plus grand service à rendre à son corps est de transformer la chambre à coucher en un sanctuaire totalement dédié au repos qui permettra la réparation des fonctions du corps endommagées la journée par l'exposition aux radiations.

Cuisiner, travailler

La cuisine est concentrée en radiations avec le four micro-ondes, le réfrigérateur, les plaques de cuisson, l'éclairage et tous les appareils électriques. La notice d'utilisations des plaques à induction recommande d'ailleurs aux femmes enceintes et aux porteurs de pacemakers de s'en éloigner d'au moins 1 mètre pendant la préparation des aliments.

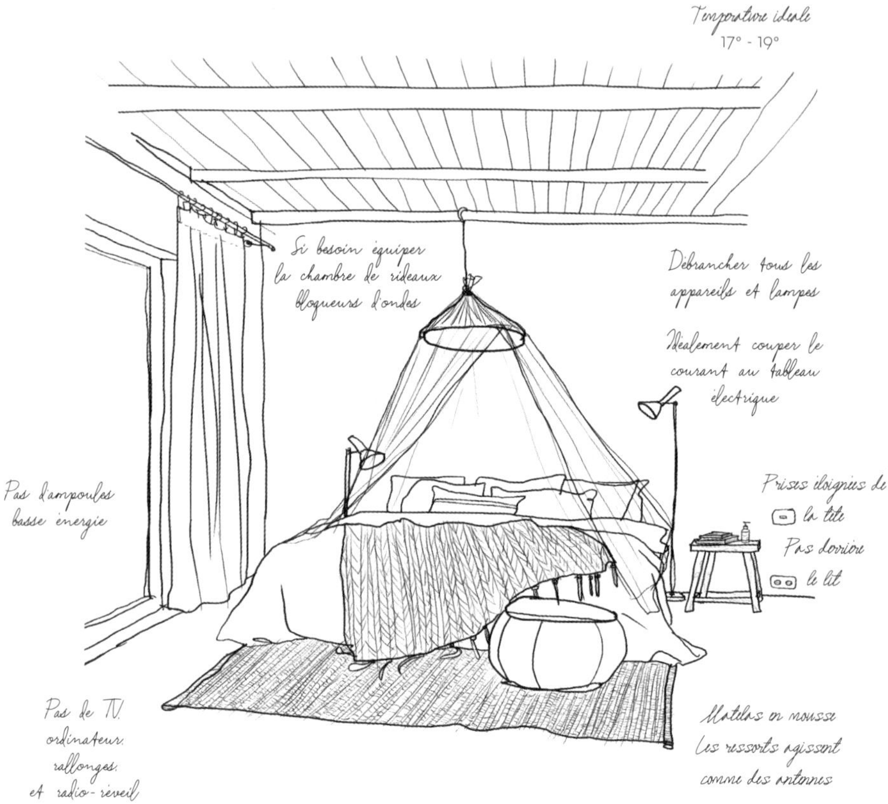

Personnellement j'ai renoué avec quelques appareils manuels comme la mandoline, la râpe et le fouet mécaniques. J'ai éliminé depuis longtemps le micro-ondes et je fais mes jus à l'aide d'un filet à lait végétal, bien plus vite qu'avec mon appareil électrique si on compte le temps de nettoyage. Je n'ai pas pour autant l'impression d'être revenue à la préhistoire, mais d'avoir grandement simplifié ma vie.

Le bureau est un lieu où la plupart d'entre nous passent de longues heures et où identifier les sources de radiations va venir considérablement alléger la dose de pollution électromagnétique. Là encore, il est conseillé de préférer le câble Ethernet au Wi-Fi, les claviers et souris à fil plutôt que Bluetooth. De même, il faut éviter les câbles et multiprises enroulés sous les pieds ainsi que la proximité de chargeurs d'appareils électroniques. Si vous devez garder votre smartphone proche de vous, pensez à l'éloigner de deux mètres de votre corps, ou mettez-le en mode avion.

Personnellement, je recommande l'utilisation d'un appareil à mesurer les ondes pour évaluer les niveaux dans les pièces où on passe beaucoup de temps. Les appareils trop bon marché étant à bannir, pourquoi ne pas envisager d'acheter à plusieurs un appareil fiable (autour de 200 euros), ou de le louer ?

Selon le degré de conscience de chacun et ses habitudes d'utilisation, l'ensemble de mesures que j'ai énumérées peuvent sembler simples et facilement applicables, ou bien titanesques et quasiment impossible à mettre en pratique. À mon avis, tout le monde devrait au moins faire un essai temporaire afin de pouvoir constater les changements en matière de sommeil, de clarté intellectuelle, de concentration, de vitalité.

Nous pouvons maintenant aborder le sujet des téléphones portables, pour lesquels la règle d'or est toujours la distance. Tenir son smartphone loin du corps doit devenir un automatisme, au même titre que mettre la ceinture de sécurité en voiture. Pour moi, il est aussi important pour les enfants de connaître et d'appliquer les règles d'hygiène technologique que de savoir regarder à droite et à gauche avant de traverser une route.

Des consignes d'utilisation sont régulièrement relayées par la presse ou sur Internet, et même si à l'heure actuelle la majorité d'entre nous en ont pris connaissance, il est toujours bon de les relire, de les faire lire à nos enfants et de comprendre leur fondement.

- Maintenez votre téléphone à plus d'un mètre de votre corps (l'amplitude du champ baisse de 4 fois à 10 cm, de 50 fois à un mètre). Pour cela, utilisez le mode haut-parleur ou des oreillettes.

- Restez à plus d'un mètre de distance d'une personne en communication et évitez d'utiliser votre téléphone portable dans des lieux comme le métro, le train ou le bus pour ne pas exposer passivement vos voisins proches aux ondes de votre appareil.

- Evitez de porter sur vous votre téléphone, même en veille, et ne le gardez pas près de vous la nuit sauf s'il est en mode avion et que les antennes Wi-Fi et Bluetooth sont désactivées.

- Si vous devez le porter sur vous, assurez-vous que la face "clavier" est dirigée vers votre corps et la face "antenne" (puissance maximale du champ) vers l'extérieur.

- Téléphonez le moins longtemps possible en limitant les conversations à quelques minutes (les effets biologiques sont directement liés à la durée d'exposition) et préférez rappeler ensuite d'un téléphone fixe filaire, et non d'un téléphone sans fil DECT dont la technologie est apparentée à celle des portables.

- Quand vous téléphonez, changez de côté régulièrement et attendez, avant de placer votre appareil à l'oreille, que votre correspondant ait décroché.

- Evitez d'utiliser votre portable lorsque le signal est faible comme dans les parkings, ascenseurs ou lors de déplacements rapides, comme en voiture, à vélo, en bus ou en train.

- Préférez communiquer par SMS plutôt que par téléphone, vous réduisez ainsi la durée d'exposition et la proximité du corps.

- Choisissez un appareil avec le DAS le plus bas possible (voir encadré).

Les oreillettes traditionnelles filaires livrées avec les téléphones laissent passer les rayonnements et agissent comme des antennes qui conduisent l'énergie des ondes électromagnétiques à travers le fil jusque dans l'oreille, et par conséquent dans sa tête. Quant aux oreillettes sans fil Bluetooth, elles émettent des ondes pulsées en continu, même lorsque le portable n'est pas en utilisation car elles doivent maintenir une connexion avec l'appareil.

Les oreillettes les plus adaptées à notre protection sont celles équipées d'un tube d'air vide, comme les écouteurs autrefois distribués dans les avions. Leur fonctionnement est similaire à celui du stéthoscope, avec une protection des ondes maximale au niveau de la tête. Si votre portable accepte seulement les oreillettes Bluetooth, vous pouvez acheter un adaptateur qui se branche dans la prise du chargeur du téléphone.

Pour ce qui est de l'importance d'utiliser son portable dans des conditions de réception maximum, il faut savoir que les ondes fluctuent et varient d'un moment à un autre et le débit augmente lorsque l'appareil est en recherche de réseau. Cela arrive lors des déplacements ou quand les antennes relais sont éloignées. Il faut attendre que l'écran affiche les 4 barrettes de réseau. La dernière étude sur le sujet parle d'une augmentation de la radiation émise par les téléphones portables 10 000 fois plus importante dans les zones de basse connectivité.

De même, alors qu'un numéro vient d'être composé, le téléphone va chercher à capter une antenne relais pour joindre un correspondant, utilisant pour cela une plus grande puissance qui dégage un taux d'ondes supérieur. D'où l'importance d'attendre la première sonnerie avant d'approcher le téléphone de son oreille si on n'a pas d'oreillette ou si on ne peut utiliser le haut-parleur.

Nicolas Pineault, est l'auteur du livre ***The Non-Tinfoil Guide to EMFs.*** Ce journaliste d'investigation santé se concentre sur les effets des ondes électromagnétiques depuis plus de quatre ans. Il partage avec nous cinq manières de "pirater" son smartphone afin de le rendre plus "santé".

1. Désactivez l'accès aux réseaux 4G / LTE à l'intérieur des paramètres de votre smartphone afin de le forcer à se connecter aux réseaux 3G. Le réseau 3G est plus lent, mais suffisamment rapide pour surfer sur Internet et sur tout ce que vous voulez avec votre téléphone portable - mais les signaux sont généralement reconnus comme moins biologiquement actifs que la 4G / LTE. Cela peut considérablement réduire le rayonnement micro-ondes de votre téléphone.

2. Gardez le "mode nuit" activé en tout temps sur votre smartphone afin de réduire les impacts négatifs de la lumière bleue. Les utilisateurs d'iPhone peuvent suivre un tutoriel vidéo (voir dans les ressources) pour apprendre à éliminer presque toute la lumière bleue. Pour les utilisateurs Android, je recommande l'appli T*wilight*, disponible gratuitement.

3. Connectez votre smartphone avec un câble Ethernet quand vous mettez vos applications à jour. Vous aurez besoin d'investir quelques euros pour un court câble Ethernet ainsi qu'un convertisseur Ethernet vers USB-C (ou celui compatible avec votre smartphone), mais vous éliminez complètement la radiation émise par votre téléphone pendant cette opération particulièrement énergivore.

4. Plutôt que de le laisser en activité jour et nuit, gardez votre smartphone en "mode avion" aussi souvent que possible. Afin de ne pas manquer un appel, faites automatiquement rediriger vos appels sur un téléphone fixe au bureau ou à la maison lorsque votre smartphone est sans réponse.

5. Placez votre téléphone dans une coque antiradiations, comme par exemple celle de la compagnie suédoise RP of Sweden (https://global.rpofsweden.com) qui réduit les émissions micro-ondes vers l'utilisateur de 70 à 99 %.

Voyager à l'ère digitale

Lorsqu'on est en mouvement, les antennes passent leur temps à rechercher les réseaux, ce qui crée des pics électromagnétiques particulièrement intenses dans les transports rapides comme la voiture ou le train.

Sur la route

Les voitures sont aujourd'hui équipées de systèmes informatiques avancés qui émettent un niveau important de radiations. La carrosserie en métal de la voiture a tendance à faire rebondir ce rayonnement et à en amplifier les effets sur la tête. Un téléphone portable utilisé dans l'habitacle émet quatre fois plus d'ondes qu'à l'air libre par cet effet "cage de Faraday" de la carrosserie en métal.

Lors de l'achat d'un véhicule, évitez les véhicules dotés d'une connexion Wi-Fi et de capacité Bluetooth, optez pour une voiture de génération ancienne qui sera moins électronique. Si vous devez utiliser le téléphone sur la route, ouvrez votre fenêtre de quelques centimètres pour laisser circuler les ondes. Et si vous utilisez le GPS, sachez qu'il fonctionne en mode avion. Il suffit de rentrer la destination avant le départ.

Dans le train

De plus en plus de voyageurs utilisent les téléphones, tablettes et ordinateurs et les antennes passent leur temps à chercher des réseaux à forte puissance pour maintenir la cohérence du signal malgré le mouvement du train. Les prises de courant, bien que très appréciables, contribuent à densifier les champs électromagnétiques, et dans le train comme dans les autres transports, il y a effet cage de Farraday et on n'a pas la possibilité, comme en voiture, d'ouvrir les fenêtres. À quand les compartiments sans ondes, après les voitures non fumeurs et les voitures silencieuses ?

En avion

Les voyages aériens exposent à des niveaux de rayonnement importants provenant de diverses sources. Cela commence à l'aéroport, surtout quand on a la malchance d'être désigné, en plus du portail habituel, pour une vérification par le scanner corporel. Cet appareil vitré dans lequel on lève les bras vient enfin d'être banni en Europe. Bien sûr le personnel de sécurité vous dira que la technologie utilisée est inoffensive, mais il a été démontré que la quantité de radiations émises par ces scanners corporels expose le corps à un rayonnement important. Si vous êtes adepte du principe de précaution, vous pouvez demander une fouille manuelle. Cela requiert de la patience car ce n'est pas très bien vu et la punition est l'attente (15 à 20 minutes en général), mais à mon avis cela en vaut la peine.

Dans l'avion, les équipements de communication, les ordinateurs du cockpit, les câblages et capteurs électriques vont émettre en parallèle avec les smartphones, tablettes et ordinateurs portables des passagers. Même lorsque ces appareils sont en mode avion, leurs composants électriques émettent de petites quantités de radiations multipliées par un grand nombre de voyageurs dans un petit espace métallique.

Les radiations du cosmos entrent en jeu également, sans que l'atmosphère et le champ magnétique de la terre nous protègent comme c'est le cas au sol. Voler de Paris à New York exposerait le corps à l'équivalent de six radios dentaires. Avec une pression en oxygène diminuée et un air ambiant très sec, nos cellules sont soumises à un niveau de stress élevé, auquel peut venir s'ajouter le décalage horaire.

Personnellement, je suis fidèle à une recette qui me permet d'atténuer les effets du voyage et des radiations. À l'aéroport j'évite le contrôle de sécurité par scanner corporel et j'utilise le passage direct dans l'aéroport, qui m'évite d'emprunter le couloir infernal du Duty Free et l'exposition à un bombardement de parfums artificiels. Dans l'avion, je réserve un siège éloigné des moteurs à réaction. Je ne bois ni café, ni thé, ni alcool et j'évite religieusement la nourriture servie à bord, que je remplace par des fruits qui réhydratent et apportent des antioxydants. Je bois un verre d'eau toutes les demi-heures lorsque je suis éveillée et j'utilise un spray nasal à la propolis pour hydrater mes voies respiratoires et remonter mon système immunitaire. Pour les longs courriers, j'ai toujours avec moi un mélange homéopathique pour minimiser les effets du décalage horaire et un élixir floral antiradiations. À l'arrivée je cherche un parc public ou un jardin où je peux connecter mes mains et mes pieds nus dans l'herbe afin de me raccorder à l'énergie terrestre, ce qui permet d'évacuer le trop-plein d'électricité statique. Si je dois séjourner à l'hôtel, je demande une chambre éloignée du serveur et la nuit j'éteins tous les appareils électriques y compris le réfrigérateur et je m'assure qu'aucune source lumineuse ne vienne perturber mon sommeil.

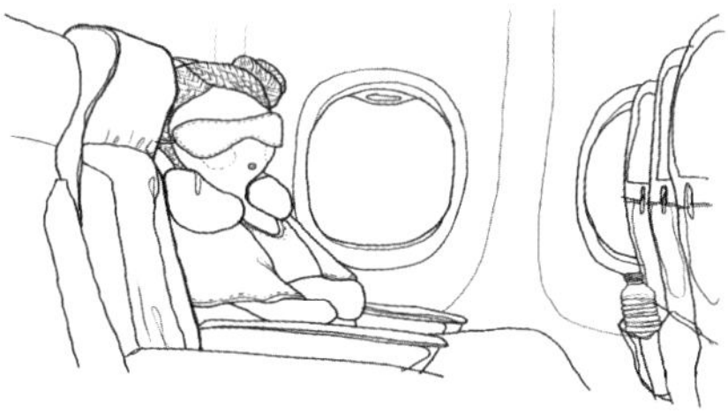

Le corps métallique

Qu'il s'agisse d'amalgames, appareils ou implants dentaires, de prothèses orthopédiques comme les hanches en titane mais aussi de piercings, lunettes, bijoux, armatures de soutien-gorge, tout ce qui est en métal sur notre corps ou à l'intérieur de lui agit comme une antenne, captant les ondes électromagnétiques. À cela peuvent s'ajouter les particules métalliques des métaux lourds de l'environnement, emmagasinées en excès dans les tissus corporels: aluminium, cadmium, plomb, mercure, thallium, etc. Et pas seulement : même les tatouages faits d'encres non biologiques contenant des pigments métalliques.

Le corps connecté

Les prothèses auditives sont de nos jours presque toutes équipées de Bluetooth. Certains porteurs particulièrement sensibles aux champs électromagnétiques peuvent ressentir des symptômes comme des maux de tête, un brouillard mental, des étourdissements, des aphtes, des saignements de nez, une accélération du rythme cardiaque sans comprendre quelle en est la cause. Il est préférable, lorsque c'est possible, d'opter pour les technologies non connectées.

Dispositifs de protection

Les personnes hypersensibles à leur environnement peuvent s'isoler des ondes en utilisant un blindage à base de textiles métalliques, en général faits d'alliage de cuivre et d'argent. Que ce soient les housses pour box Wi-Fi et compteurs intelligents, les bandeaux de grossesse, les rideaux et filets baldaquins pour le lit, ces protections sont assez onéreuses. On peut imaginer qu'un jour elles seront prises en charge par le pollueur, soit l'industrie des télécommunications.

Le blindage est l'une des stratégies qui peut aider à limiter l'exposition aux ondes, mais il est recommandé de faire tout ce qui est gratuit et facile avant d'investir dans des solutions coûteuses. Il est également important de faire appel à un professionnel afin que le blindage ne redirige pas les ondes dans le mauvais sens, ce qui ne ferait qu'empirer les choses.

D'autres protections plus "préventives" agissent sur un mode vibratoire, comme les puces ou autocollants qui peuvent se poser sur les portables, les ordinateurs, les tablettes, voire sur la box Wi-Fi. La plupart de ces dispositifs sont sensés transformer les ondes fragmentées émises par les appareils en un signal linéaire bio compatible. Ce signal plus harmonieux est acceptable pour le corps et il agit en renforçant notre champ énergétique vital.

Personnellement, j'utilise ces harmonisateurs de champs, et mon critère de sélection porte sur les marques validées qui publient des études mettant en évidence les résultats positifs de leurs produits sur les effets thermiques (imagerie du cerveau) ainsi que sur les effets non thermiques comme l'agrégation du sang. Il n'y a pas de preuves scientifiques que ces protections soient efficaces, ni d'appareils pour mesurer leur performance. Que l'on y croit ou pas, que cela soit efficace ou pas, il faut garder en tête que le port de ces protections ne dispense pas de la prise de distance et des autres mesures évoquées plus haut.

Femmes enceintes et nouveaux nés

On a longtemps pensé que le placenta était une barrière de protection infranchissable et que les bébés en gestation étaient dans le ventre de leur mère comme dans un coffre fort. On sait maintenant que les toxines de l'environnement peuvent traverser la membrane, tout comme les ondes. Une exposition prolongée à celles-ci peut donc présenter des risques pour le fœtus. Un nombre croissant de femmes enceintes portent un bandeau anti-ondes qui permettent un développement plus sûr pour l'embryon pendant la grossesse, minimisant l'exposition aux rayonnements quotidiens.

Il existe également des couvertures antiradiations pour les nourrissons et les jeunes enfants, à utiliser particulièrement dans les trajets longue distance en avion.

Une règle d'or est de ne jamais exposer de téléphone portable à proximité de nouveau-nés. Cela signifie évidemment qu'il faut rester à l'écart des moniteurs de surveillance équipés de Wi-Fi.

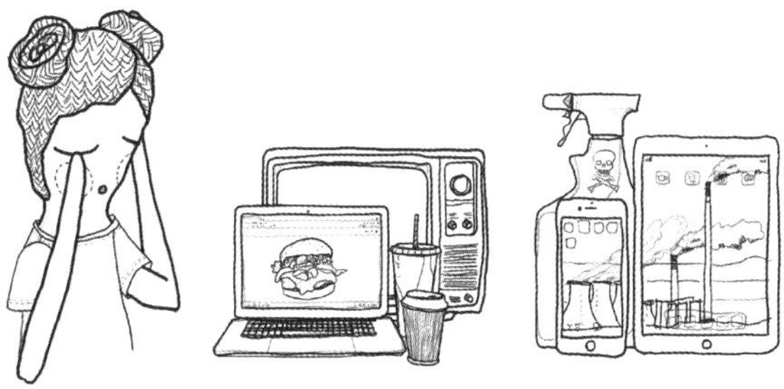

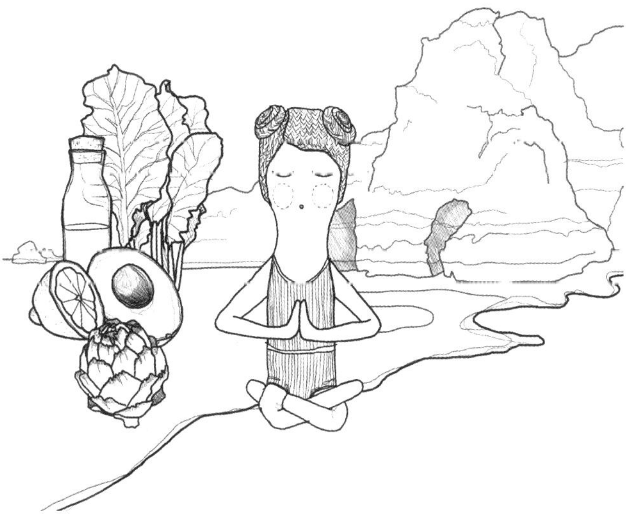

RENFORCER L'ORGANISME

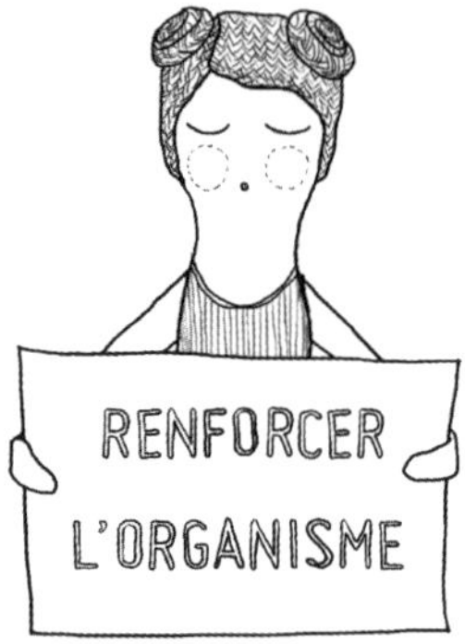

Les exemples de personnes souffrant d'électrosensibilité nous montrent qu'il y a urgence à poser des limites à notre utilisation des appareils connectés et à notre exposition aux ondes électromagnétiques. Le passage de la sensibilité légère à l'allergie totale peut se faire d'une façon abrupte, et implique de ne plus pouvoir utiliser du tout la technologie ni travailler, de vivre isolé du reste de la société. Le film ***Safe*** raconte l'histoire d'une femme hypersensible à son environnement chimique, incarnée par Julianne Moore. Cette histoire rappelle l'isolement vécue par de nombreuses personnes souffrant du syndrome d'électrosensibilité. Nous avons vu comment prendre de la distance avec les ondes, voyons maintenant comment agir au niveau de notre organisme.

La théorie du vase plein...

Tour à tour, nous trouvons des coupables auxquels attribuer la cause d'Alzheimer, de l'autisme, de l'obésité, de l'anxiété, bref, de tous les maux actuels. C'est l'alimentation industrielle avec le sucre, le gras, ou bien le glyphosate et les perturbateurs endocriniens, ou encore la mauvaise qualité des vaccins et les métaux lourds.

S'il est vrai que toute chose, de mauvaise qualité et/ou en excès, cause préjudice à la santé, il est aussi vrai que le corps est extrêmement résilient et qu'il devrait en théorie pouvoir se défendre et s'adapter. Mais avec 80 000 produits chimiques en circulation, que nous retrouvons dans la nourriture que nous mangeons, dans l'eau que nous buvons, dans les produits de soin que nous appliquons quotidiennement sur nos visages, sur nos cheveux et sur nos corps, dans nos maisons et dans l'air que nous respirons, il y a une vraie surcharge, un bombardement qui devient souvent ingérable.

Notre vase est plein et une goutte supplémentaire peut le faire déborder. L'équation est mathématique et facile à comprendre: quand la charge de toxines devient supérieure à la capacité du corps à détoxifier, le corps perd sa résilience. Et notre quotidien est, au fil des années qui passent, exposé à davantage de molécules chimiques. Les générations successives de téléphonie mobile 3G, 4G, 5G en font partie...

Il paraît chaque jour plus évident que les maladies de civilisation sont dues à une conjonction de plusieurs facteurs incluant ceux cités plus haut, ainsi que d'autres encore, parmi lesquels la pollution électromagnétique vient jouer un rôle d'amplificateur.

La goutte qui va faire déborder le vase peut se cacher derrière une antenne relais nouvellement érigée devant la fenêtre d'une chambre à coucher, l'installation d'un compteur intelligent, ou la septième heure du jour passée sur son smartphone.

Comment "vider son vase" ?

Pour maintenir notre capital santé en dépit de la charge d'électrosmog, nous devons apprendre à limiter notre exposition à toutes les sources de toxines et adopter un mode de vie qui permette de régulièrement "vider notre vase".

La prise de conscience est le premier pas et sans doute le plus important. Quant à l'élimination des sources de pollution, elle peut se faire d'une façon radicale, du jour au lendemain, ou petit à petit.

L'adoption d'une politique d'élimination graduelle permettra d'arriver rapidement à un stade où les bonnes habitudes deviennent des automatismes.

La stratégie naturelle pour renforcer le corps et permettre de rayonner de vitalité implique trois étapes. La première va porter sur la limitation des sources d'intoxification, la deuxième sur le nettoyage des toxines stockées dans le corps et la troisième sur l'apport des bons éléments à l'organisme.

Limiter les sources d'intoxication

Limiter les sources d'intoxication implique de chasser les composants chimiques dans tout ce qui nous entoure au quotidien, dans la maison, sur le lieu de travail, dans les transports et les loisirs. Et de consommer des produits bio, de fabrication locale, artisanale avec des matériaux comme le bois massif non traité plutôt que l'aggloméré, l'inox et le verre à la place du plastique, les textiles en fibres naturelles plutôt que synthétiques.

Les ateliers, tutoriaux en ligne, articles de magazines et livres foisonnent de recettes pour apprendre à faire soi-même des produits de soin comme les crèmes et les shampoings et des produits d'entretien comme la lessive. Si on n'a pas envie de participer à cette vague du fait-main et du fait-maison, il y a l'option d'acheter à des petits producteurs ou à des marques qui s'engagent à commercialiser des produits respectueux.

Quand nous tombons dans le piège du tout facile, tout pratique, tout rapide et du "vu dans la presse" ou "vu à la TV", c'est parfois volontairement mais aussi parfois inconsciemment. Hélas pour nous, à peu près tout ce qui nous facilite trop la vie et qui fait l'objet de publicité et/ou qui est trop bon marché peut avoir une grande valeur d'attraction et de satisfaction, mais dans la plupart des cas une charge toxique élevée. Le but de tels produits est de nous séduire et peut-être aussi de nous rendre dépendants, rarement de nous faire du bien. Le livre ***Swallow this (La vérité sur ce que nous mangeons)*** de Joanna Blythman éclaire sur les pratiques de l'industrie de l'alimentation.

Apprendre à lire les étiquettes est indispensable, autant que se questionner sur la validité de ce que nous consommons si nous voulons baisser notre charge toxique. Examiner les listes d'ingrédients va aider à baisser la consommation de colorants, conservateurs et autres ingrédients chimiques, mais aussi d'aliments traités par rayonnements ionisants ou par ionisation. Ce procédé d'irradiation s'applique surtout aux fruits exotiques, et on peut l'identifier par le logo "radura" vert qui représente une plante dans un cercle. Il n'y a rien de moral, mais du bon sens à se demander "est-ce vraiment indispensable pour moi, au quotidien, de teindre mes cheveux, de mettre du vernis à ongles, des lentilles de contact, du fond de teint, du parfum, d'utiliser du spray d'ambiance ? Est-ce que je gagne vraiment du temps et est-ce que je me fais du bien en préparant du riz qui doit bouillir dans un sachet plastique, en réchauffant des plats industriels au micro-ondes, dans des conteneurs, eux aussi en plastique, en achetant une vinaigrette toute prête qui contient plus de 6 ingrédients alors qu'il en faut 3 et 3 minutes pour en préparer une soi-même ?"

Pour faire baisser notre charge de toxines, aérer la maison est un point clé. Ouvrez les fenêtres de préférence le matin tôt et le soir tard. L'air des intérieurs est désormais réputé plus pollué que l'extérieur "grâce" aux composants organiques volatiles et perturbateurs endocriniens contenus dans...à peu près tout ce que nous achetons. Dans leur livre ***Perturbateurs endocriniens, la menace invisible***, Marine Jobert et François Veillerette expliquent comment ces produits nous affectent et donnent des conseils indispensables pour protéger au mieux notre santé et celle de nos familles.

À ce stade, il peut être utile de faire un petit rappel sur ce qu'est l'inflammation puisqu'on a vu qu'à travers divers mécanismes, les ondes favorisent son apparition ou sa présence chronique dans le corps:

Le processus inflammatoire de l'organisme est un processus normal, sain et vital. C'est une réaction physiologique de défense, une réponse à une agression. Le problème se pose quand ce mécanisme se met à dérailler. L'inflammation devient chronique, exagérée, totalement disproportionnée et l'organisme ne parvient plus à y mettre fin spontanément, débouchant sur la maladie.

Une inflammation chronique peut passer inaperçue pendant des années si on n'est pas très attentif aux signauxducorps. Lesintolérancesetallergies alimentaires, le stress excessif, la toxicité environ-nementale, le manque de sommeil et autres mauvaises habitudes de vie peuvent être autant d'éléments déclencheurs d'une inflammation chronique. On peut lutter contre celle-ci en adoptant une alimentation adaptée, riche en vitamines et minéraux, et en éliminant les graisses saturées, les produits industriels dénaturés et chimiques, les excès de sucre raffiné et autres produits acidifiants.

Escorter les toxines hors du corps

Faire diminuer la toxémie et l'encrassage cellulaire va permettre au corps d'activer ses capacités d'auto-guérison et empêcher la saturation de déchets le rendant malade. La restriction calorique est un des moyens efficaces, comme le montre le documentaire *Le Jeûne, à la croisée des chemins* de Fabien Moine.

Il existe différentes formes de jeûne, comme les mono diètes ou le jeûne intermittent qui est relativement facile à appliquer. Il consiste à manger dans une fenêtre de 6 à 8 heures, donc par exemple de prendre son premier repas à 8 heures du matin et le dernier à 4 heures de l'après-midi. Je le recommande fréquemment aux personnes que je reçois en consultation car les résultats sont immédiats et gratifiants: au réveil les petites douleurs et inconforts ont disparu et le corps est en général à nouveau plein d'énergie.

Les toxines sont normalement éliminées par les reins, les poumons, le côlon, la peau et le système lymphatique. Cependant, lorsque ces organes sont surchargés, les toxines ne peuvent être correctement traitées ou éliminées et l'organisme les réabsorbe. La détoxification aide le corps à se débarrasser des toxines, à accélérer le métabolisme, à améliorer la circulation, la digestion, et à regagner de l'énergie.

La peau est le plus grand organe du corps. En quelques minutes seulement, tout ce que nous appliquons sur notre corps est absorbé, transporté dans le flux sanguin, sans passer par les filtres que sont le foie et les poumons. Il faut donc choisir des produits naturels, sans conservateur ni parfum. Le brossage corporel à sec draine les toxines dans le côlon et améliore la circulation, ce qui favorise l'élimination des déchets métaboliques. Il nettoie les pores obstrués, permettant d'éliminer via la sudation. Les saunas à infrarouges et les bains chauds aux sels d'Epsom favorisent la libération des toxines par la peau. Les sels d'Epsom contiennent du magnésium qui relaxe les muscles et aide le transit intestinal.

Prendre soin de sa bouche

Nous tenons fréquemment nos téléphones portables à proximité de notre mâchoire, et nous avons vu plus haut que les ondes électromagnétiques favorisent la prolifération des bactéries. Il est donc logique de regarder du côté de notre bouche pour améliorer notre santé.

Selon plusieurs études scientifiques, il existe une corrélation entre les infections buccales comme les parodontites et les gingivites, et le cancer ou les maladies cardiaques. Les mauvaises bactéries orales participent à un état d'inflammation systémique constant et affectent par conséquent, notre santé globale.

Faire baisser notre charge toxique passe donc par une bonne hygiène buccale. Les praticiens de médecine dentaire intégrative conseillent entre autres de se laver les dents systématiquement après chaque repas, d'investir dans un jet dentaire, de masser les gencives pour déloger les bactéries des poches parodontales, de baisser la consommation de sucres et de farines (la nourriture des bactéries) et de pratiquer le "Oil Pull", massage de la cavité buccale à l'huile recommandé par la médecine ayurvédique (voir le chapitre ressources).

Les amalgames dentaires à base de plomb et de mercure, combinés avec la salive qui agit comme conducteur, sont de véritables antennes pour les champs électromagnétiques. Le mercure est l'élément non-radioactif le plus toxique sur terre; il peut être par exemple à l'origine de troubles de l'apprentissage. Il est recommandé d'éliminer les amalgames qui peuvent conduire vers une intolérance électromagnétique puis déclencher une électrohypersensibilité. Pour être sans danger, cette procédure doit être pratiquée par un dentiste spécialisé qui saura éviter que les particules nocives soient absorbées par le corps.

Au niveau implants dentaires, il existe de nouveaux alliages qui utilisent du magnésium au lieu du titanium qui est conductif (voir le chapitre ressources).

Hydrater les cellules

Notre corps est composé d'environ 70 % d'eau dont une grande partie est perdue au long de la journée, par la sueur, l'urine et la respiration. Boire est fondamental pour permettre une bonne communication entre les cellules et pour éliminer les toxines du corps, y compris les toxines que nous accumulons en téléphonant, en pianotant sur nos appareils électroniques, et en passant du temps dans des lieux connectés au Wi-Fi.

Quelle eau boire ? Ce n'est pas une réponse facile, mais plutôt un casse-tête. L'eau en bouteille est polluante pour la planète et pour le corps, contaminée par de minuscules particules de plastique qui se détachent et migrent dans l'eau. Pour la consommation quotidienne, l'eau du robinet est une option économique, plus respectueuse de l'environnement. Elle contient cependant du chlore qui affaiblit les bactéries bénéfiques de notre flore intestinale, aussi il convient de la filtrer.

Il existe divers systèmes de filtrage, des plus simples aux plus sophistiqués comme les carafes, filtres branchés sur les éviers ou sur l'arrivée générale d'eau. Le seul filtre qui semble éliminer tous les résidus chimiques, y compris ceux provenant des médicaments et des molécules industrielles est le système d'osmose inverse. Mais il a pour inconvénient de retirer également les minéraux qui nous sont bénéfiques.

Ce qui est sûr, c'est que boire est très important et que la qualité de l'eau est un critère majeur. Je vous incite donc à chercher les sources d'eau qui vous semblent les plus fiables et à faire vos propres expériences. Une carafe à vortex permettra par exemple de boire une eau presque aussi vivifiante que celle qui sort d'un torrent, mais on peut aussi recréer les échanges électroniques entre les particules d'eau en la fouettant manuellement.

Cela parait surprenant, mais alors que nous avons des technologies ultra sophistiquées dans certains domaines, nous avons encore beaucoup à apprendre sur une chose aussi simple que l'eau.

Il suffit pour en avoir la preuve de se pencher sur les travaux du Dr Pollack, Professeur à l'Université de Washington, auteur d'un livre et de conférences sur *Le quatrième état de l'eau* (1).

Se revitaliser par l'alimentation

La question de l'alimentation est sensible car elle touche à des fondements de notre culture collective et familiale. Chaque individu est biochimiquement unique, ce qui fait qu'un aliment bon pour une personne pourra être un poison pour son voisin; une alimentation végétarienne remettra quelqu'un sur pied et mettra une autre en danger.

Je resterai donc sur des généralités, loin de l'idée de régimes stricts, en vous proposant une liste d'approches pleines de bon sens pour aider à lutter contre les effets de la pollution électromagnétique.

* Alimentation anti-inflammatoire

Certains aliments stimulent l'état inflammatoire; de façon générale, ce sont les produits trop acidifiants comme le lait et les laitages, la viande rouge, le sucre raffiné, les graisses des produits industriels. Les aliments transformés sont non seulement acides mais ils contiennent aussi des additifs, qui sont des produits chimiques que le corps a du mal à reconnaître, à transformer et à éliminer.

De leur côté, les légumes et les produits naturellement riches en omega 3 comme les noix, les poissons gras, l'huile de colza et de lin, font baisser l'inflammation.

*** Alimentation alcalinisante**

Une alimentation qui laisse une grande place aux végétaux va être naturellement basifiante pour l'organisme, c'est-à-dire qu'elle va aider à équilibrer les ions positifs et négatifs. Je recommande à tous mes patients les livres de recettes de Natasha Corrett qui sont de très bons guides pour ce type d'alimentation, ainsi que les jus verts, faciles à faire et particulièrement alcalinisants.

*** Alimentation vivante**

Ce qui est vivant nous reconnecte à la terre et aide à contrebalancer les excès de radicaux libres. Les aliments les plus vivants sont locaux, biologiques, de saison, fraîchement cueillis, et peu manipulés. La cuisson tue les enzymes et bon nombre de vitamines, aussi il est bénéfique de manger des végétaux crus. L'eau qu'ils contiennent est hautement assimilable, sa structure fait vibrer nos cellules. Les aliments crus entrent en résonance avec le système énergétique du corps humain.

Privilégiez les aliments verts contenant de la chlorophylle qui oxygène le sang, le nettoie, le détoxifie, le purifie. Un régime riche en fibres est très important pour protéger le gros intestin. Les grains entiers, les fruits et les légumes sont de bonnes sources de fibres.

“Au-delà du plaisir qu'elle procure au quotidien, l'alimentation crue a un grand pouvoir thérapeutique. Pratiquée avec régularité et enthousiasme, elle peut devenir un moyen très efficace pour enrayer les carences en minéraux et vitamines et réduire l'inflammation. Son potentiel d'alimenter en profondeur notre corps, tout en nettoyant et détoxifiant l'organisme dans son ensemble est un atout majeur pour contrebalancer les effets de la pollution électromagnétique.

Parmi ses nombreux bienfaits, on retiendra que l'alimentation crue améliore le transit intestinal et la qualité du sommeil, qu'elle augmente l'énergie vitale, qu'elle alcalinise le terrain, qu'elle fortifie le système immunitaire et qu'elle permet d'atteindre, de façon naturelle et sans privation, un poids de santé. Enfin, cette pratique favorise le renouvellement des impressions sensorielles, les sentiments de satiété, de satisfaction profonde, de légèreté, ainsi qu'une énergie constante pour une vie active, créative et épanouie.

Loin des clichés de plats austères et limités, cette alimentation - qui est aussi une philosophie et un style de vie - privilégie des techniques rétro-novatrices de préparation des aliments. Ces techniques de transformations lentes, telles que la germination, la fermentation, la déshydratation à basse température, la marinade et l'extraction à froid respectent non seulement notre corps et l'environnement, mais aussi les aliments eux-mêmes, car elles préservent l'intégralité ou la quasi intégralité de leur valeur nutritive, de leurs principes actifs, des enzymes et des micronutriments qu'ils contiennent et qui sont essentiels pour le maintien d'une bonne santé.

La pratique d'une alimentation vivante permet aussi de nous guider dans nos choix au quotidien afin de facilement éviter les produits dénaturés et dévitalisés par les procédés de transformations industriels contenant fertilisants chimiques, conservateurs et additifs de synthèse."

Kay Ess, créatrice de Raw Food Lisbon, passionnée de cuisine crue et vivante.

* Aliments fermentés

Kombucha, kéfir d'eau, choucroute, kimchi, vinaigre de cidre sont d'excellents superaliments riches en probiotiques qui nourrissent les bonnes bactéries. Ils aident ainsi à repeupler le tube digestif de bactéries bénéfiques et à empêcher les agents pathogènes de s'installer dans le corps. La fibre des fruits et légumes est aussi prébiotique, c'est-à-dire source d'alimentation des probiotiques.

* Manger bio

L'agriculture biologique reçoit de nombreuses critiques, notamment car sa production n'est pas 100 % exempte de pesticides et d'engrais chimiques, et s'il est vrai que les agriculteurs sont impuissants face aux pollutions anciennes et aux contaminations provenant des cultures voisines, le bio est tout de même à privilégier quand on est dans une démarche d'élimination des sources de toxines.

Il ne faut pas oublier que les ondes et le glyphosate* agissent en synergie, tuant les bonnes bactéries, favorisant la prolifération de la flore pathogène, ce qui ouvre la barrière hémato encéphalique.

Les fruits et légumes bio contiennent jusqu'à 69 % plus d'antioxydants et en moyenne 180 fois moins de résidus chimiques que ceux de l'agriculture chimique de synthèse (baptisée « agriculture conventionnelle » de façon erronée, car elle n'existe que depuis les années 50). Les produits de l'élevage ne contiennent pas d'antibiotiques, d'hormones de croissance et de farines animales.

L'agriculture biologique est connectée à l'écosystème, elle est bonne pour le climat, elle préserve la vie des sols, protège les eaux souterraines, minimise les gaz à effet de serre, économise l'énergie et favorise la biodiversité. Il suffit d'écouter parler l'ingénieur agronome et anthropologue Jacques Caplat pour comprendre rapidement les lois biologiques de la terre (2). Un point clé pour manger du bio fiable et de grande qualité est de changer de mode d'approvisionnement, s'orienter vers les marchés et les paniers de petits producteurs, vers les coopératives et les AMAP.

(*insecticide contenu dans le Roundup produit par la société Monsanto/Bayer, qualifié par de nombreux médecins comme le produit le plus toxique de la planète.)

*** Alimentation antioxydante**

Les plantes passent des heures sous le soleil et pour survivre à l'intense bombardement des rayons ultra violets extrêmement nocifs, elles ont développé des outils cellulaires qui renforcent leurs défenses biochimiques. Dit plus prosaïquement, elles fabriquent leur propre écran solaire.

Des études ont montré que les humains sont plus sensibles aux coups de soleil lorsqu'ils s'alimentent mal. En mangeant ces végétaux, les humains bénéficient des antioxydants qui neutralisent les radicaux.

Ces histoires de plantes intelligentes sont des outils qui peuvent encourager les enfants à comprendre l'importance de "manger l'arc-en-ciel", soit une diète riche en fruits et légumes aux couleurs denses et éclatantes.

Les épices ont également d'excellentes propriétés antioxydantes ainsi que des pouvoirs antibactériens et antiviraux. Le curcuma par exemple contient de la curcumine qui aide à protéger les cellules et à prévenir l'inflammation nocive des radiations.

Autres produits du règne végétal et animal

* **Le pau d'arco ou lapacho** est utilisé par de nombreux médecins d'Amérique du Sud pour soulager la douleur et traiter de nombreuses affections, comme certains cancers. Les infusions de *thym* ou de *safran* sont souvent utilisées comme remède après les rayons X. Le *romarin* et la *coriandre* sont également protecteurs et plus encore sous forme de teinture mère.

* **La papaye** contient des enzymes digestives puissantes dont la superoxyde-dismutase, une composante essentielle du mécanisme d'élimination des radicaux libres. Le processus de fermentation potentialise et dynamise les effets de la superoxyde, et réduit le sucre du fruit. La papaye fermentée fait l'objet de nombreuses études récentes qui mettent en lumière ses anti-inflammatoires et immunostimulants (3). On peut consommer des suppléments de papaye fermentée, ou encore mieux, plus écologique et économique, faire soi-même ce super aliment antiradiations (voir le chapitre ressources).

* **La racine d'astragale, ou Astragalus**, est utilisée depuis la nuit des temps en médecine traditionnelle chinoise pour une variété de conditions, comme stimulant du système immunitaire et comme tonique pour augmenter l'endurance. Elle pourrait réduire les effets secondaires associés à la chimiothérapie, donc également les effets de la pollution électromagnétique.

* **La spiruline et la chlorella** sont des micro-algues d'eau douce qui aident à protéger des rayonnements électromagnétiques. Ce sont aussi des liants, ce qui signifie qu'elles attirent les toxines, en particulier les métaux lourds et les radiations, et les escortent hors du corps. Ces deux super aliments sont des bombes de chlorophylle, et elles contiennent aussi des niveaux élevés d'acides aminés, de vitamines et minéraux, y compris de magnésium.

* **Le noni, ou Morinda citrifolia** est un fruit utilisé en médecine ancestrale de Polynésie pour traiter de nombreuses maladies, combattre les infections bactériennes, virales, parasitaires, fongiques et prévenir la formation ou la prolifération de tumeurs. L'extrait ou le jus de noni serait très efficace pour lutter contre les risques de cancer associés aux rayonnements électromagnétiques.

* **Les produits des abeilles** ont des propriétés antioxydantes et immunostimulantes. Ils favorisent la guérison et la régénération des cellules. Miel, pollen, propolis, gelée royale ont la capacité d'inhiber la croissance des bactéries et des champignons et de prévenir leur prolifération. Ce sont aussi des prébiotiques qui équilibrent la flore microbienne intestinale. Le pollen contient tous les acides aminés essentiels, de nombreuses vitamines, bioflavonoïdes et minéraux.

Supplémentation

Nous devrions en principe obtenir la quasi totalité de nos nutriments de la nourriture, mais les sols se sont appauvris et produisent des aliments moins riches qu'autrefois, surtout en minéraux. Lydia et Claude Bourguignon, biologistes des sols, expliquent très bien cet appauvrissement de la terre dans leur vidéo (4).

Nos taux de vitamines et de minéraux sont parfois si bas qu'une supplémentation est nécessaire. Pour que la supplémentation soit efficace et sans danger, il est conseillé de consulter un médecin, un nutritionniste, un naturopathe. À mon cabinet je pratique le test musculaire en biorésonnance, qui permet de comprendre les besoins énergétiques du corps, et ainsi de bien doser les différents minéraux et vitamines.

La pollution électromagnétique entraîne une fuite de minéraux comme le magnésium, le calcium et le potassium hors de l'organisme. Le magnésium est très important car il agit comme un bloqueur naturel et un régulateur des canaux calciques, les VGCC. Lorsqu'il y a une carence en magnésium, les VGCC deviennent hyper-excités et hyperactifs, ce qui indique au système nerveux que quelque chose d'important se passe et que le corps doit rester en alerte. Les cellules sont en stress, elles ressentent un danger, ce qui les fait consommer beaucoup d'énergie et conduit à un état d'épuisement. Le magnésium sous la forme thréonate est une des plus efficaces pour stimuler les connexions cérébrales.

Les vitamines A, C, E, le sélénium, le zinc, la co-enzyme Q10 sont les principaux suppléments antioxydants indispensables au nettoyage des déchets de la pollution électromagnétique. Il est plus efficace de consommer les antioxydants en complexe qu'individuellement et en cures de quelques semaines plusieurs fois par an.

L'iode contribue à renforcer le système immunitaire en éliminant les radicaux libres et elle aide la glande thyroïde dans la production d'hormones. L'iode a des propriétés anticancéreuses vérifiées; elle aide aussi le corps à se débarrasser des métaux lourds.

Les acides gras essentiels supportent la fonction cellulaire, qui peut être fragilisée par les champs électromagnétiques. Nous verrons plus particulièrement en dernière partie quels suppléments aident à la santé cérébrale.

Je recommande toujours les suppléments à base de plantes car leur biodisponibilité est supérieure à la forme synthétique, c'est-à-dire qu'ils sont mieux absorbés par l'organisme. Ils ont le bénéfice additionnel de contenir très peu ou pas d'adjuvants chimiques, car à quoi bon se supplémenter si c'est pour absorber des toxines ?

Pour ceux qui souhaitent approfondir leurs connaissances en matière de suppléments et remèdes homéopathiques, je recommande vivement le livre ***Ondes électromagnétiques*** du Docteur Bernard Biardeau. C'est un ouvrage précieux qui explique les choses de façon claire et détaillée.

Se reconnecter à la nature

J'ai la chance de vivre avec la croyance que la terre a une solution ou un antidote à tous nos maux. Cette vision optimiste se diffuse rapidement au fur et à mesure que nous renouons avec les savoirs ancestraux. Nous avons à portée de la main de nombreux moyens de nous renforcer, accessibles librement, gratuitement mais on les a oubliés quand les molécules chimiques ont fait leur apparition.

Les aliments et les plantes médicinales vont nous aider au niveau interne, et le contact avec le règne végétal va nous renforcer de l'extérieur.

L'activité urbaine et les champs électromagnétiques sont de gros producteurs d'ions positifs, alors que notre corps nécessite des ions négatifs pour bien fonctionner. L'air chargé en ions négatifs se trouve au bord des cascades, à proximité des vagues, dans les forêts.

La nature a de puissants effets anti-inflammatoires et antioxydants. Quand on se met en contact avec la terre, les plantes et les arbres, notre corps reçoit une quantité gigantesque d'électrons libres qui neutralisent les radicaux libres en excès. Quand on va se promener, on stimule les fonctions vitales du corps; notre coeur par exemple bat de façon plus saine.

Immersion dans le vert

*** Se rapprocher des arbres**

Les plantes ont des propriétés vibratoires qui nous sont bénéfiques. Avec le *Shirin Yoku*, des Japonais ont scientifiquement mesuré les vertus des bains de forêt et montré leur efficacité dans la prévention de nombre de pathologies et dans la diminution du taux d'hormones du stress. Étreindre un arbre augmente la production d'hormones comme la sérotonine et la dopamine qui rendent plus heureux, ainsi que l'ocytocine, hormone de l'amour, de la confiance, du lien conjugal et social. Des études ont montré que les patients hospitalisés dont les chambres offrent une vue sur des arbres se rétablissent plus rapidement que ceux sans vue identique (5).

Enfin, les feuilles des arbres bloquent naturellement les ondes, ce qui permet de comprendre pourquoi une balade en forêt est tellement bénéfique.

*** Earthing**

La surface de la Terre contient un nombre illimité d'électrons libres continuellement reconstitués par le rayonnement solaire et la foudre; le corps absorbe naturellement ces particules lorsque l'on établit un contact physique avec le sol. Marcher, s'asseoir ou dormir en contact direct avec le sol nous reconnecte à la fréquence de la terre, et aide entre autres à fluidifier le sang.

Jardiner, connecter ses mains dans l'herbe, voire le corps entier, le soir après une journée passée sur un ordinateur va aider à décharger le trop-plein d'électricité statique et à faire baisser les niveaux de stress (6).

Les chaussures à semelles synthétiques nous isolent de la terre alors que nous devrions privilégier les semelles en cuir ou en corde pour être reliés à l'énergie terrestre, et marcher pieds nus le plus souvent possible, à la plage, dans les parcs et sur un parquet en bois.

*** Jardin intérieur**

Il est bien connu que les plantes d'intérieur ont le pouvoir de purifier l'air de la maison. Bien qu'il y ait très peu de littérature scientifique sur le sujet, il semble que certaines d'entre elles soient également efficaces pour neutraliser les ions positifs, comme le spathiphyllum et certains cactus.

*** Exposition au soleil**

S'exposer à la lumière du soleil permet au corps de produire de la vitamine D, anti inflammatoire puissant, essentielle pour la régulation de la fonction immunitaire, ainsi que dans la prévention des maladies chroniques.

*** Pierres et cristaux**

Plusieurs études scientifiques montrent que les cristaux et certaines pierres comme la shungite et la tourmaline noire ont la capacité de transformer les champs électromagnétiques artificiels en fréquences compatibles avec notre biologie (7).

Quand nous introduisons ces minéraux dans notre champ électromagnétique, leur fréquence vibratoire entre en contact avec la nôtre grâce à la loi de résonance physique. Le système nerveux, sensible à ces changements d'énergie, transmet l'information au cerveau.

Il n'est en fait pas surprenant que les minéraux comme les pierres aient un effet protecteur sur notre santé; après tout ils sont bien utilisés, comme le lithium ou les cristaux, pour faire fonctionner les batteries ou les écrans des appareils électroniques.

La shungite possède une microstructure physique et chimique unique qui lui permet de neutraliser de nombreux produits chimiques, composés organiques volatils (COV), chlore, fluorure, particules radioactives. La tourmaline noire possède des propriétés similaires.

Ces pierres s'utilisent sous différentes formes: en pendentif, appliquées sur le portable, en cailloux à mettre dans l'eau, en plaques à disposer dans divers endroits de la maison mais attention: l'engouement pour la shungite étant important, les imitations et specimens de basse qualité ont fait leur apparition sur le marché.

Concernant les thérapies énergétiques, quel soutien peuvent-elles nous apporter ? Il n'y a pas la place dans ce livre pour les passer en revue car elles sont nombreuses, mais pour ma part il est évident qu'un rééquilibrage régulier de nos polarités et de notre propre champ électromagnétique ne peut que nous rendre plus résistants aux pollutions des ondes.

Certaines thérapies peuvent également apporter une solution efficace et durable aux manifestions allergiques et aux intolérances. ***Total Reset*** par exemple aide à désamorcer une accumulation de couches toxiques dans l'organisme, et une dérive vers une sensibilité aux ondes, voire une hypersensibilité. Andrea Kupper, fondatrice de la méthode, nous en explique les champs d'application :

"La méthode Total RESET (TRM) privilégie une approche énergétique pour désamorcer l'hypersensibilité et réinitialiser un équilibre optimal de l'organisme. En agissant via le système nerveux et les méridiens qui sont des voies d'énergie, elle permet de libérer les blocages du corps tant sur le plan physique que métabolique, physiologique, ou émotionnel, et de rectifier une gestion erronée du cerveau envers une substance ou un état mal toléré.

Le programme TRM vise en premier le terrain de la personne pour renforcer et stabiliser l'organisme. Une fois que les systèmes (hormonal, immunitaire, nerveux et digestif) sont équilibrés, les champs électromagnétiques sous leurs différentes formes et fréquences peuvent être ciblés. TRM est une méthode d'accompagnement individuel et holistique, c'est-à-dire qu'elle prend en compte tous les aspects de la personne, comme son mode de vie et son environnement, ou bien une situation particulière.

Le praticien TRM agit comme un détective, et il cherche aussi le ou les facteurs qui impactent potentiellement la personne en amont, avant la manifestation des signes de mal-être.

Cela peut être certains virus, bactéries, vaccins, pesticides, métaux lourds, ou des chocs émotionnels. Un corps libéré de ses blocages peut retrouver le bien-être et la vitalité."

Les autres pistes utiles

- Les ionisateurs d'air, lampes à sel ou les bougies à la cire d'abeille permettent de nous faire respirer un air ionisé négativement.

- Les moisissures dans la maison sont source de problèmes de santé. Il ne faut pas oublier que la pollution électromagnétique joue un rôle d'amplificateur et va favoriser leur développement. Les moisissures sont un ennemi invisible dont il est difficile de diagnostiquer la présence sans une aide professionnelle.

- Relier la voiture à la terre, relier la maison à la terre pour équilibrer correctement les circuits électriques.

- Porter des chaussures avec semelle en cuir pour garder la connexion avec la terre, et éviter de porter des vêtements en matière synthétique qui par frottement arrachent les électrons du corps et sont source de stress.

- Les plus curieux et les plus ouverts pourront aller chercher des solutions de protection du côté de la biogéométrie et de la géométrie sacrée, notamment en étudiant les travaux de Karim Ibrahim et les stratégies de protection qu'il a mises en place avec la ville de Hirschberg en Suisse.

- Enfin, il y a les sons, les informations vibratoires sous forme de musique, les champs correcteurs, les orgones et bien d'autres pistes intéressantes, attribués à la pseudoscience*.

Apprendre à nous protéger, apprendre à faire baisser notre charge toxique, apprendre à renfocer notre organisme : tout cela peut sembler une tâche énorme. L'important est de rester lucide et vigilant sans se décourager, de prendre sa santé en main sans tomber dans la paranoïa et le négatif.

(*Ce nom est réservé aux produits et phénomènes que la science ne comprend pas ou ne peut pas expliquer, ce qui ne veut pas dire que cela n'est pas bon ou que la validation ne sera pas faite un jour.)

chapitre 7

FONCTION CEREBRALE ET ADDICTION

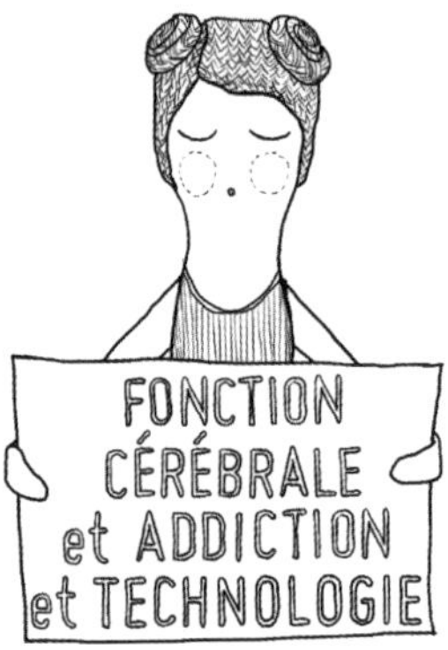

Nous allons aborder à ce stade les effets de la technologie qui sont plus pervers à mon sens, et voir comment les smartphones, montres connectées et tablettes affectent nos cerveaux et l'humain à un niveau psychologique et comportemental.

La série britannique ***Black Mirror*** porte un œil critique sur les dérives liées aux nouvelles technologies. L'épisode ***Hang the DJ*** met en scène un monde imaginaire qui offre la possibilité, via une application, de trouver son partenaire idéal. Ce monde est un système clos délimité par un grand mur, qui représente le monde virtuel. Dans ce monde il n'y a pas de repos; à peine une relation est-elle terminée que l'application propose un nouveau partenaire, à l'image de la vraie vie où nos machines nous proposent constamment des liens vers du nouveau contenu. Cette sollicitation perpétuelle, satisfaisante et distrayante au début, se transforme à la longue en stress et en source de frustration. Cette fiction nous fait réfléchir au pouvoir que nous accordons aux algorithmes, et à toutes les ressources internes que nous perdons dans cet échange.

Au-delà de la relation entre la pollution électro-magnétique et notre biologie se pose la question de la dépendance à la technologique numérique. La mauvaise utilisation que nous en faisons est en train non seulement de changer dangereusement les relations interpersonnelles mais également de créer une nouvelle génération souffrant de troubles du comportement, de problèmes psychologiques et posturaux.

Par l'intermédiaire des smartphones, la technologie Wi-Fi a mis les ordinateurs dans nos poches, ainsi qu'un accès illimité à l'information et à une nouvelle forme de communication. Un réflexe incontrôlable, presque instinctif s'est gravé en nous, celui de vérifier nos messages et notifications.

L'intention consciente de prêter attention à nos écrans pour juste quelques secondes nous emmène, sans que nous l'ayons voulu, à surfer pour regarder une vidéo, puis deux, lire un commentaire, répondre, puis passer en revue les photos de vacances d'une vague connaissance.

Certains chiffres résultant d'études donnent le vertige: un adulte moyen vérifie son smartphone toutes les onze minutes et passe plus de cinq heures, soit 30 % de la journée à interagir avec ce dernier. Les adolescents passeraient près de cinq heures par jour à 11 ans et plus de huit heures par jour à 15 ans devant les écrans.

Comment donc en sommes-nous arrivés en si peu de temps à cette consommation massive, à cette compulsion à laquelle nous ne savons pas résister ? Comment avons-nous pu à tel point perdre le contrôle de notre volonté ?

Les réponses nous permettant de comprendre les mécanismes de cette addiction collective sont venues de quelques lanceurs d'alerte de la Silicon Valley, comme Tristan Harris, ancien employé de Google qui a révélé comment une poignée de "génies" réussit à pirater notre esprit, à détourner notre attention, à voler le temps de milliards de personnes.

Tristan Harris nous révèle que nous ne sommes pas à blâmer car nous nous trouvons face à une industrie invisible, comme le "Persuasive Tech Lab" de San Francisco, qui utilise les dernières recherches en neurosciences pour nous déconcentrer et s'assurer que nous restons connectés le plus souvent et le plus longtemps possible.

Notre attention est devenue une denrée très rentable pour les entreprises. Rien de surprenant donc à ce qu'elles cherchent à tout prix à pénétrer dans la psychologie des consommateurs, et à trouver les astuces qui vont rendre les produits toujours plus persuasifs et plus addictifs. Les données individuelles valent de l'or, et "data is the new oil". Nos habitudes de consommation constituent également un trésor pour les entreprises qui cherchent à tracer nos moindres gestes, nos moindres achats et toutes nos réactions afin de nous proposer des produits pour lesquels nous serons plus enclins à dépenser notre argent. On peut y voir des avantages, mais n'est-ce pas aussi une forme de contrôle ?

Dans le livre ***Hooked: comment créer un produit ou un service qui ancre des habitudes***, Nir Eyal explique le concept de "hooks", des stratégies très efficaces pour permettre que les produits entrent automatiquement dans les habitudes des usagers et qu'ils ne réalisent même plus que le temps passe.

Sean Parker, un ex de Facebook, explique de son côté comment a été imaginé un système fondé sur une "boucle de rétroaction de validation sociale". Nous sommes construits pour chercher constamment l'approbation et la validation sociale, depuis les temps les plus anciens, quand être abandonné de la tribu signifiait la mort par la faim ou dévoré par les bêtes sauvages. Le bouton "like" répond à cette recherche constante de validation et active en plus un phénomène de récompense.

Chaque "like" produit un "shoot" de plaisir, créé par un pic de dopamine dans le cerveau. La dopamine est l'hormone du plaisir et du désir; c'est elle qui nous motive à sortir du lit le matin, nous donne de l'ambition, et met notre moteur en route pour passer à l'action.

Mais le flux constant de dopamine créée une addiction et rend difficile la prise de nouvelles habitudes.

Pendant longtemps, on a pensé que l'addiction était principalement liée aux substances chimiques comme la nicotine, la cocaïne ou l'héroïne. Depuis l'arrivée d'Internet, les comportements addictifs touchent un public toujours plus large et plus varié avec des addictions cliniques aux jeux vidéo ou aux plateformes de réseaux sociaux.

Pour certains usagers, surtout les adolescents, le stress, la peur et l'anxiété d'être sans contact avec un téléphone portable peut se révéler tellement pathologique que des chercheurs ont inventé le terme "nomophobie", abréviation de "no-mobile-phobia", soit phobie d'être séparé de son portable.

Le "like" exploite nos vulnérabilités psychologiques. Agissant comme du sucre ou de la cocaïne pour le cerveau, il active les mêmes régions cérébrales. Il produit le même effet de gratification immédiate à court terme, de distraction qui vient combler les sensations de vide, d'ennui, d'angoisse de se retrouver confronté à soi-même, face à ses émotions.

Il n'est donc pas étonnant que, comme nous l'avons entendu dire ou nous l'avons lu dans la presse, Steve Jobs et les autres patrons de la Silicon Valley aient limité l'usage de leurs produits à leurs enfants, quand ils ne les ont pas interdits totalement.

Effets de l'addiction

Au niveau cérébral

Aux États-Unis, une étude de grande ampleur de l'Institut National de la Santé (NIH) examine le cerveau de 11 000 enfants entre 9 et 10 ans pour déterminer l'influence de la consommation intense de jeux vidéo et du temps passé sur Internet (1). L'étude, qui durera au total 20 ans, a produit ses premiers résultats. L'imagerie par résonance magnétique a montré une altération dans le cerveau lors d'une utilisation supérieure à 7 heures par jour de smartphones, tablettes et jeux vidéo, avec notamment une diminution prématurée de l'épaisseur de la partie préfrontale du cortex.

Il y a une grande différence entre lire un livre où l'on doit deviner ce qui se passe dans l'histoire et faire un jeu sur Internet. Dans le premier cas, l'imagerie par résonance magnétique montre que les lobes frontaux sont activés alors qu'il n'y a aucune activation dans le deuxième cas.

De même, les mouvements séquentiels de la main impliqués dans l'écriture manuelle stimulent l'intégration des hémisphères gauche et droit du cerveau et activent les régions responsables de la pensée, de la langue, de la guérison et de la mémoire de travail. Ce qui n'est pas le cas avec le clavier.

L'usage intensif de smartphones met en état de surexcitation et de stress, et comme dans la réponse combat-fuite, c'est le cerveau ancestral ou reptilien, responsable de la survie qui prend les commandes. Le sang cesse d'affluer au niveau du cortex frontal et les fonctions cognitives s'appauvrissent comme cela a été vérifié à travers des tests de mémoire et de langage.

Pour que le développement du cerveau et l'ancrage des apprentissages se fassent correctement, les enfants doivent bouger et jouer. Comme l'explique Claudia Francey, kinésiologue, le mouvement c'est la vie et la vie c'est le mouvement :

"Notre culture donne une grande importance à la résolution de problèmes par le langage, la logique ou la conceptualisation. Nous oublions trop souvent que ce que fait notre corps a également un rôle crucial.

Quand nous pensons à nos sens, nous ne prenons habituellement pas en compte le système vestibulaire et la proprioception (perception de ses propres mouvements et postures), qui jouent un rôle significatif dans la conscience que nous avons du monde, ainsi que dans notre capacité à comprendre et à apprendre. Le système vestibulaire contrôle le sens du mouvement et de l'équilibre, tant statique que dynamique.

Le mouvement est essentiel à l'apprentissage. Il éveille et active nombre de nos capacités mentales, permet à nos réseaux de neurones d'intégrer et d'ancrer de nouvelles informations et de nouvelles expériences

Dans le ventre de la mère, il nous procure notre première sensation au monde, et c'est grâce à lui que nous commençons à connaître les lois de la gravité et à en faire l'expérience. C'est sur lui que nous nous fondons pour construire notre vision du monde, pour en explorer la forme et l'apparence, et pour interagir avec les personnes et les forces qui nous environnent.

Chaque mouvement est un événement sensori-moteur, lié à la connaissance intime de notre monde physique, celui dont dérive tout nouvel apprentissage. Les mouvements précis de nos mains par exemple nous permettent de toucher et de manipuler notre monde de façons multiples et complexes. Le mouvement nous permet de percevoir des odeurs qui vont associer notre mémoire à des événements, ou des sons qui formeront des images internes pour nous protéger et/ou pour comprendre.

Le jeu réveille le cœur des enfants et l'aide à s'ouvrir. Un enfant à qui on interdit de bouger va être davantage stressé, agressif, triste et avec un sentiment de chaos intérieur. Cela va le renvoyer dans le tronc cérébral (le cerveau reptilien) où les choix sont très limités. L'enfant entre en mode de survie physique et tout le reste, tout ce qui peut l'épanouir, passe au second plan. Par contraste, un enfant qui aura accès au mouvement par le jeu sera plus détendu, joyeux et pourra intégrer plus facilement l'apprentissage.

L'amusement, le jeu, le contact, toutes ces interactions enrichissantes au sein d'un groupe d'enfants du même âge disparaissent dans le monde du progrès. Le jeu qui se transforme en outil numérique est stérile, froid et prive de contact physique.

Nous blâmons souvent la télévision et les jeux vidéo pour la montée de la violence, mais du point de vue de l'éducation kinesthésique nous savons que les enfants qui passent des heures rivés devant un écran ne développent pas leur cœur, ce qui signifie qu'ils ont de plus en plus recours au comportement issu du tronc cérébral, comme l'agression de sang-froid.

Être en mouvement apporte un sentiment d'enracinement, apaise les sentiments de frustration et de confusion. Le mouvement réduit la réaction au stress de sorte que nous pouvons revenir plus rapidement au calme et à la cohérence du cœur. La source de la vie..."

Impact sur la posture

Observez vos enfants en train de jouer sur leurs machines ; la plupart du temps ils sont affaissés sur eux-mêmes, le dos courbé, les muscles tendus, les épaules et les bras crispés, le cou en flexion. Maintenues trop longtemps, ces postures affectent les bonnes fonctions corporelles comme par exemple la digestion.

Selon Frédéric Delater, ostéopathe, l'utilisation abusive des écrans peut directement affecter notre posture par le principe simple que l'œil, la bouche et la main fonctionnent ensemble. Il nous explique :

"Alors que vous lisez ce texte, concentrez-vous sur le mouvement de votre bouche (langue et mâchoire). Celle-ci suit le mouvement de vos yeux. Cette coordination s'appelle le réflexe oculo-céphalogyre. Il permet de préparer le corps à un mouvement éventuel. Même si le mouvement n'est pas réellement effectué, l'intégralité du corps s'est contractée pour l'effectuer. Notre cerveau ne fait pas la différence entre l'imaginaire et le réel. La non réalisation du mouvement empêche la réaction en chaîne normale de contraction-décontraction des muscles et entraîne une accumulation des tensions.

Dans le jargon ostéopathique, ceci s'appelle un déséquilibre phasico-tonique. Les muscles du maintien de la posture sont suractivés face aux muscles du mouvement. Ces déséquilibres au-delà d'entraîner des difficultés dans la coordination peuvent engendrer des détériorations articulaires, tendineuses et donc cellulaires.

Chez l'enfant en croissance ou le jeune adolescent, la forme des os dépend de l'activité musculaire. L'utilisation de notre corps conditionne la forme future de nos os. C'est grâce à ceci que nous sommes capables de dire aujourd'hui si nos ancêtres étaient plutôt des potiers ou des agriculteurs. Nous avons donc besoin de mouvement pour développer la forme de notre corps. La sédentarité excessive empêche ce processus naturel de se réaliser.

Les caractéristiques du visage dépendent aussi de ce facteur. En effet, nous ressemblons à nos parents parce que nous les imitons. Leurs mimiques deviennent nos mimiques. Leurs mouvements deviennent nos mouvements. La concentration sur un écran empêche l'observation de nos parents et même de mouvements réels car bien que l'intelligence artificielle tente de reproduire des mouvements humains, elle ne fait qu'essayer. Le besoin de l'activation des neurones-miroirs pour l'apprentissage d'une bonne posture, d'un bon mouvement ne peut être fait qu'en observant ce même mouvement. Même si c'est pénible et coûteux physiquement, se tromper avec tout son corps, chuter, se fatiguer, sont nécessaires pour apprendre à faire. Le mouvement d'un doigt ne pourra jamais m'apprendre à bouger mon corps."

Impact psychologique et comportement alimentaire

Au niveau psychologique, les enfants d'aujourd'hui qui passent beaucoup de temps connectés à la technologie sont déconnectés du monde réel, ou bien ils font l'expérience d'une confusion entre le réel et le virtuel. Ils s'identifient davantage à leurs appareils qu'aux êtres humains autour d'eux. Leur pensée est très rapide mais aussi très superficielle. Décrire ses émotions ou acquérir des compétences sociales telles que l'empathie est devenu une tâche difficile pour eux.

Enfin, l'addiction à la technologie a tendance à développer de mauvaises habitudes alimentaires. Des études ont permis d'établir un lien entre une pratique excessive d'écrans chez les jeunes et une consommation de nourriture plus sucrée, un développement de l'obésité et du syndrome métabolique (hypertension, glycémie élevée, taux de bon cholestérol bas).

Conséquences sociales de l'addiction

Si l'usage abusif des nouvelles technologies empêche un développement correct des capacités cérébrales, quelle société sommes-nous en train de créer ? Quelles seront les répercussions sur le long terme et comment seront, dans l'avenir, ces adolescents accrochés à leurs smartphones, surfant à longueur de journée sur leurs ordinateurs, tapant frénétiquement sur leurs manettes de leurs consoles de jeux ?

Nous savons tous qu'utilisés à bonne dose, les réseaux sociaux et les jeux en ligne ont des côtés positifs et des propriétés socialisantes. Ils développent entre autres la rapidité d'esprit et le partage d'informations, ils améliorent la communication. Mais on est bien d'accord: tout repose dans la dose.

La Corée du Sud est le pays le plus connecté au monde, avec un service Internet haut débit à bas prix disponible pour tous et partout. C'est aussi le pays qui a le taux d'addiction aux écrans le plus élevé de la planète: un enfant sur dix, et le pays compte plusieurs cliniques et camps de désintoxication numérique. Les traitements consistent à reconnecter les malades au monde réel à travers des activités physiques, et à les aider à développer du lien social car nombre d'entre eux ont totalement perdu la capacité à communiquer en direct, n'ayant que des amis virtuels.

Le psychiatre et neuroscientifique allemand Manfred Spitzer a bien étudié les désordres rencontrés en Corée du Sud et en a tiré le terme de "démence digitale". Trois facteurs interviennent dans cette démence précoce qui a des similitudes avec la maladie d'Alzheimer: de longues heures passées sur un écran, une mauvaise posture et une alimentation tournée vers la junk food.

Dans son livre ***iGen: Pourquoi les enfants super-connectés d'aujourd'hui grandissent-ils moins rebelles, plus tolérants, moins heureux et complètement non préparés à l'âge adulte ?***, la psychologue américaine Jean Twenge fait une analyse détaillée de la première génération d'adolescents exposée à l'usage des smartphones. Grandir avec un smartphone implique le fait de passer beaucoup moins de temps avec les amis, ce qui représente un grand changement social, selon elle en lien avec l'augmentation très forte de dépressions, d'anxiété et de sentiment de solitude enregistrée au sein des nouvelles générations.

LE CERVEAU

Le cerveau humain est constitué de trois parties distinctes, qui ont évolué au fil du temps. La partie la plus ancienne est le cerveau reptilien, suivie du système limbique et du plus récent néocortex.

Le cerveau reptilien est le siège des pensées automatiques. C'est le centre des instincts primaires de la soif, de la faim, de la sexualité et le lieu de l'organisation de notre survie face à l'agression. Il est déjà actif in utero.

Le cerveau limbique est le siège des émotions et de notre mémoire émotionnelle. C'est le cerveau de l'apprentissage automatique, c'est-à-dire des conditionnements et le lieu de stockage de la mémoire long terme. Il se développe à partir du sixième mois de la vie et jusqu'à l'enfance. Le néo cortex est le siège de l'intelligence, de la logique et de l'intuition. Il gère les fonctions intellectuelles complexes comme la créativité, la conceptualité. Il est nettement moins rapide que le cerveau reptilien qui est quasiment instantané. C'est cette partie du cerveau qui nous différencie des animaux et fait de nous réellement des humains conscients.

Reprendre le contrôle de la technologie

Notre époque accueille la première génération de parents à être confrontée à l'éducation d'enfants nés avec la technologie et totalement immergés dans la culture numérique. Nous ne possédons pas de référentiel d'éducation dans ce monde numérique. La technologie n'est pas bonne ou mauvaise, c'est la relation que nous entretenons avec elle qui est critiquable.

La transformation apportée par la technologie connectée s'est passée si rapidement que nous n'avons pas eu le temps d'y répondre en développant les outils nécessaires pour nous protéger. C'est maintenant, et sans tarder, que nous devons adopter les bons gestes afin que la technologie nous serve, plutôt que d'être à son service et qu'elle prenne le contrôle de nos vies.

Ma propre relation à la technologie a changé le jour où j'ai découvert *Temps d'écran*, l'application d'Apple qui permet de monitorer le temps passé sur son portable. Là, inscrit noir sur blanc sur mon écran, j'avais le cumul de mes connections du jour et je n'en croyais pas mes yeux. Par un rapide calcul, j'ai réalisé que je passais plus d'une journée entière par semaine sur mon smartphone, sans même l'avoir consciemment décidé. Tout ce temps m'a semblé du temps et de l'attention volés, pour reprendre les mots de Tristan Harris.

Le chemin vers un usage raisonné de la technologie passe par une prise de conscience et la reconnaissance de sa propre addiction ou de celle de ses enfants. On peut alors décider de ce qui nous paraît raisonnable et changer nos habitudes de relation au portable.

Chacun trouvera ses propres outils et sa stratégie personnelle pour que le changement soit efficace ou durable. Cal Newport, dans son livre ***Digital Minimalism*** propose par exemple de faire le vide, à la manière de Marie Kondo, auteur du best seller ***La magie du rangement***, en retirant toutes les applications du portable et en ne remettant que les indispensables, après un mois de détox numérique.

Changer notre rapport à la technologie

La prise de conscience

Pendant deux ou trois jours, notez le nombre de fois où vous prenez votre portable en main dans la journée en appliquant une pastille autocollante sur la coque pour faciliter le décompte. En vous aidant d'applications qui calculent votre temps en ligne, prenez note du nombre d'heures que vous passez quotidiennement sur votre portable. Vous pouvez en parallèle essayer d'identifier le produit ou l'application qui vous rend le plus accro. Reconnaître nos propres problèmes d'addiction et l'addiction de nos enfants est un point de départ indispensable.

Moins de stress, plus de productivité

Limitez le temps passé en ligne et l'accès à certains produits en vous aidant d'applications comme *Moment, Space, Freedom, Temps d'écran, Bien-être numérique, Rescue Time, SelfControl*.

Loin des yeux loin du cœur: gardez sur la page d'accueil seulement les outils indispensables et passez toutes les applications non essentielles dans des dossiers sur les pages suivantes, le plus loin étant le mieux. Et plus radical mais très efficace, vous pouvez garder seulement la version ordinateur des applications addictives et les enlever de votre téléphone.

Supprimez toutes les notifications de votre ordinateur et de votre portable. Ainsi vous éliminez une source de distraction visuelle et sonore, et c'est vous qui décidez de vos actions au lieu d'être soumis à un réflexe conditionné.

À chaque son signalant l'arrivée d'un message sur le téléphone, le corps libère une dose de cortisol génératrice d'anxiété. Pour nous ces micro-doses sont imperceptibles mais elles sont pourtant bien visibles lorsque le cerveau est soumis à l'imagerie médicale.

Si vous éprouvez le besoin de dépolluer un peu plus vos écrans, vous pouvez opter pour des bloqueurs comme *Ad Block Plus, AdAway, Adguard, ublock, Origin*.

Poser un cadre

À chacun de poser des limites qui lui paraissent saines. Ce n'est pas une chose toujours facile, surtout avec les adolescents. Cela nécessite de la patience, du partage d'information, des discussions en famille pour définir des règles qui cadrent sans enfermer.

Chez nous c'est : pas de portables à table ni dans la voiture, pas de portables avant le petit déjeuner ni après 8 heures du soir, et suivant les humeurs et les saisons, pas d'écrans le samedi, le week-end, ou juste un week-end par mois.

Pour chaque heure sur un écran, dans le monde virtuel, c'est un quart d'heure à interagir avec le monde réel via une marche dans la nature, un jogging, du skate board ou du trampoline. Et quand on a le temps, un jus vert fraîchement pressé !

Aider les enfants à décrocher

On dit qu'éduquer, c'est montrer l'exemple, et nous nous devons d'être des modèles car nos enfants sont les témoins de l'usage que nous faisons des portables. En examinant notre propre interaction à la technologie nous pouvons comprendre si l'image que nous leur renvoyons correspond à ce que nous voulons leur enseigner.

S'il est difficile pour nous adultes de résister à ce que des algorithmes hyper pointus font défiler devant nos yeux, imaginez pour l'enfant, qui n'est pas encore mûr et qui n'a pas d'outil ni de recul suffisant pour faire des choix conscients et libres. Il faut aussi se dire que ce n'est pas parce que tout le monde donne un portable à son enfant au restaurant pour le tenir occupé que c'est une bonne chose. Nous avons juste oublié de poser les bonnes questions, emportés par la nouveauté, par la séduction du côté "arrangeant" des machines. En les utilisant comme des jouets, comme substitut de notre présence ou comme baby-sitters, nous plongeons nos enfants dans l'addiction.

Les applications de contrôle parental sont un support très utile pour nous aider à mettre des limites à l'usage de la technologie pour nos enfants. Par exemple, iTunes permet aux administrateurs de comptes familiaux de définir des plages horaires qui limitent son utilisation. Cela évite d'être pris dans la boucle d'enchaînement de vidéos sans fin.

À mon cabinet, j'ai obtenu d'excellents résultats avec des enfants en décrochage scolaire, avec déficit d'attention et début d'hyperactivité, simplement avec une prescription de règles d'hygiène technologique contenues dans ce livre. Une légère supplémentation en minéraux et homéopathie ont aidé à ancrer ce résultat très positif et gratifiant.

Adopter une bonne posture

Apprenez à vos enfants à positionner les écrans au niveau des yeux pour éviter que le cou, plié vers le bas, accumule des tensions. Ils doivent prendre l'habitude de faire des breaks toutes les demi-heures pour détendre les yeux et regarder au loin, étirer la colonne vertébrale par une douce extension arrière, pratiquer quelques respirations profondes et conscientes, et boire un verre d'eau.

Les applications *Bonne Posture*, *Simplyalignrehab* ou *Posture Minder* envoient des rappels qui permettent de prendre petit à petit l'habitude de se tenir droit, avec pour but que cela devienne naturel.

Retrouver du lien social et faire avec ses mains

Addiction va de pair avec déconnexion. Pour se désintoxiquer, il faut recréer du lien avec les amis, la famille, une communauté comme par exemple le voisinage. Cela peut se faire en participant à des activités de groupe qui nous permettent de redevenir acteur plutôt que consommateur. Le jeu et les activités à plusieurs aident à se découvrir et à découvrir les autres, et laissent de bons souvenirs.

Notre époque voit fleurir des revues, livres, stages et ateliers tournés vers le "faire". Céramique, jardinage, travail du bois, macramé, cuisine… toutes ces activités créatives qui mettent nos mains en contact avec la texture et la matière naturelle constituent une forme d'ancrage, mais aussi un contrepoids à la place énorme que l'univers virtuel et numérique occupe dans nos vies.

Audrey Bartis, sémiologue et autrice commente les vertus du "faire" :

“Tous les jours un peu plus, les outils technologiques nous “facilitent la vie”. Du moins, c’est la promesse que les constructeurs et designers de ces technologies nous font, pour qu’on achète des choses en grande majorité inutiles. En réalité, ces outils, ces applications, ces machines, si elles nous font “gagner du temps”, nous font perdre beaucoup plus en échange, et de manière profonde. En nous rendant toujours plus dépendants de machines de toutes sortes et d’algorithmes omniprésents, ces corporations et ces start-ups savent que c’est un contrat de dupes: ce que nous semblons gagner d’un côté est perdu de l’autre, de manière perverse, et généralement inaperçue. Finalement, que faisons-nous de tout ce temps soi-disant gagné, si ce n’est en le passant à le perdre dans des océans de contenus et à détourner notre attention en permanence ? N’avons-nous pas fondamentalement perdu le sens, ou les sens, de notre existence humaine ? Qu’est-ce qu’un être humain qui ne se bat plus jamais pour quoi que ce soit ? Qui ne cherche plus, qui n’explore plus, qui n’apprend plus, qui ne se perd plus jamais ? Quand on reprend le chemin du faire, par n’importe quelle activité, on reprend progressivement son statut d’être humain. On réapprend à apprendre, à s’impatienter, à s’exaspérer, à chercher de nouvelles solutions, à inventer ses propres chemins de traverse. On réapprend la joie de réussir, petit à petit, à se surprendre aussi. Il y a quelque chose qui se passe entre le corps, l’esprit et la matière (quelle qu’elle soit) qui toujours résiste, qu’il faut apprivoiser, comprendre, transformer. Nous apprenons à créer des choses en dialogue avec cette matière et par extension, avec le monde. En faisant, nous appartenons de nouveau pleinement au monde, nous n’en sommes plus des spectateurs passifs qui le subissent. Nous reprenons enfin la place que l’on cherche en permanence à nous voler.“

Principe de compensation

Les enfants apprennent vite les règles du jeu de la compensation. Ils veulent passer deux heures sur un écran ? Expliquez-leur qu'ils doivent une heure dans la vraie vie. Une pizza ou un hamburger ? Oui mais servi avec une assiette de salade ou un smoothie de fruits. Une partie de jeu vidéo ? Oui, mais alors suivie d'un jeu de société en famille.

Reconnecter avec soi-même

Internet nous offre des possibilités de distraction presque infinies, du contenu très attractif et toujours disponible, ainsi que des "news" accessibles immédiatement dans un flux constant. Avec elles s'est développé un syndrome du nom de FOMO en anglais, "fear of missing out", soit la peur de rater quelque chose. C'est comme si nous devions absolument savoir dans la seconde ce qui se passe partout dans le monde, dans la vie des célébrités et des amis proches ou lointains. En quoi est-ce important d'apprendre trois jours plus tard que les autres qu'une catastrophe s'est produite à l'autre bout de la planète ou qu'un designer de mode s'est éteint ?

Cette hyper vigilance pour tout ce qui se passe dans l'actualité nous coupe de nous-mêmes. Dans des moments qui offraient autrefois une occasion de réflexion ou de repos mental, beaucoup d'entre nous optent pour le clavier du smartphone. Nous laissons peu ou pas de place pour le silence, qui nous permet pourtant d'accéder à notre moi profond et d'entendre les messages intérieurs. Prendre soin de soi c'est prendre le temps de ralentir, de s'écouter. Le corps a besoin de ce silence pour faire le point, pour savoir ce qui se passe dans chaque organe, dans chaque partie de nous, physique et mentale. Prendre le temps de comprendre pourquoi une situation nous met mal à l'aise va aider à faire baisser l'anxiété; une minute de silence avant de manger le repas va permettre de mieux le digérer; dix minutes de méditation vont apporter un regain d'énergie. Rappelons-nous que beaucoup de solutions à nos désordres se trouvent dans notre ordinateur interne plutôt que sur nos écrans.

Méthodes, thérapies, nutrition du cerveau

Les pratiques d'autorégulation émotionnelle comme la cohérence cardiaque sont basées sur une respiration lente et régulière qui régule le rythme cardiaque et le système nerveux autonome, avec pour effet de faire baisser les niveaux de stress. La méthode du Dr Gupta ou le *Dynamic Neural Retraining System* d'Annie Hopper, basés sur le pouvoir de la neuroplasticité, permettent de désensibiliser le cerveau à la peur, à l'anxiété, aux ondes et aux produits chimiques.

Nourrir le cerveau

Pour bien fonctionner, le cerveau a besoin de lipides et plus particulièrement d'omega 3 et 6. Ces acides gras polyinsaturés représentent environ 30 % des lipides du cerveau et sont concentrés dans les terminaisons nerveuses.

L'organisme ne peut les fabriquer lui-même et donc l'apport doit venir de l'alimentation. Huile de colza, graines de lin, noix, poissons gras, avocat, huile de coco sont un excellent fuel pour les neurones.

Nous avons également besoin des vitamines du groupe B pour nourrir le système nerveux, pour nous calmer et pour faire baisser l'anxiété.

Trudy Scott, nutritionniste et auteur de *The Antianxiety Food Solution* nous explique sa stratégie pour aider à faire baisser l'addiction :

"Chez les adolescents, l'augmentation des niveaux d'anxiété et de dépression est en lien direct avec une utilisation abusive des écrans. Dans une étude réalisée en 2017, Jean Twenge, professeur de psychologie à la San Diego State University, constate que «Aux États-Unis, les adolescents qui passent plus de trois heures par jour à utiliser des appareils électroniques sont 35 % plus susceptibles d'avoir un facteur de risque de suicide que ceux qui passent moins d'une heure. Les adolescents qui passent plus de cinq heures au téléphone sont 71 % plus susceptibles de présenter un facteur de risque de suicide.

Bien sûr, il faut essayer de comprendre quelle part vient des effets biologiques du smartphone lui-même (dommages à l'ADN, effets sur le système immunitaire, épuisement du zinc et de la mélatonine, etc.) et quelle part vient des déséquilibres chimiques du cerveau qu'entraînent l'utilisation élevée des smartphones et des médias sociaux. C'est probablement une combinaison des deux et un cercle vicieux qui peut être brisé avec l'éducation et la résolution des déséquilibres chimiques du cerveau.

Un faible taux de GABA, de sérotonine, de dopamine de même que des niveaux d'endorphines insuffisants poussent les adolescents (et les adultes également) à se "soigner" avec les médias sociaux et les smartphones pour retrouver le calme (GABA), pour se sentir plus heureux (sérotonine), stimulés et excités (dopamine) et / ou réconfortés (endorphines). Cette sorte d'automédication par le biais des médias sociaux et des smartphones est similaire à l'effet recherché avec le sucre, les drogues illicites, les opioïdes et l'alcool.

Heureusement, il est possible de mettre fin à toutes ces dépendances, y compris les dépendances numériques graves, à l'aide d'une supplémentation en acides aminés. Le tryptophane, le GABA (acide gamma-aminobutyrique) la tyrosine, le DPA (D- phénylalanine) peuvent apporter la force de résister à un usage incontrôlé des smartphones et des médias sociaux tout en améliorant l'humeur et en réduisant l'anxiété.

Je vous cite l'exemple d'une femme très dépendante:

"Quand j'essaie de limiter mon temps sur Facebook, cela fonctionne quelques jours puis je retombe dans les mêmes schémas. Je sais que j'ai dépassé le temps raisonnable, je sors de l'application ou du site web et je vais sur Pinterest ou sur une application similaire. Et quand j'ai terminé, je retourne automatiquement sur Facebook. Mon esprit réalise ce que je suis en train de faire et essaie de lutter, mais mon corps le fait quand même. Quand je me rends compte de ça, je me sens dégoûtée. Mais parfois, je ne réalise même pas !"

J'ai demandé à cette femme comment elle se sentait quand elle surfait sur Facebook: calme, joyeuse, heureuse ? Le corps anesthésié ou plutôt énergisé ? "Je ne sais pas trop l'effet que ça a sur moi, sans doute calme ou heureuse. Ou peut-être un peu des deux ?"

Pour elle, le traitement a consisté à la calmer en rectifiant le taux de GABA, à la rendre plus heureuse via la sérotonine et le tryptophane. Elle s'est sentie plus joyeuse et elle a dû fournir moins d'efforts pour résister à la tentation des écrans. Avec ces ajustements, elle a non seulement mis fin à sa dépendance numérique de façon plus fluide, elle a aussi mis fin à ses sautes d'humeur et à ses envies de sucre."

Cette dépendance qui touche beaucoup de gens peut être aussi addictive que les drogues. Il ne faut pas se sentir dégoûté; reconnaître qu'il y a une addiction est un premier pas salvateur. Si vous comprenez parfaitement que votre utilisation des médias sociaux et des smartphones a des conséquences pour votre santé mais que vous continuez à en faire un usage abusif et incontrôlé, il est temps d'agir et de reconnaître que vous êtes très probablement accro. Vous pourrez alors mettre en place des stratégies basées sur les recommandations trouvées dans ce livre et vous faire aider par des professionnels de la santé.

Conclusion

D'un côté les technologies liées à Internet nous apportent une grande liberté et du savoir, de l'autre elles ont la capacité de nous manipuler et de nous aliéner. À leurs effets néfastes sur nos processus physiologiques et sur nos structures biochimiques vient s'ajouter un changement fondamental de comportement et de structure mentale qui affecte la société dans son ensemble.

En repensant l'usage que nous faisons des technologies, nous pouvons minimiser ou éliminer une partie de ses effets physiques et psychologiques. À ce jour il appartient à chacun de nous, au niveau individuel, de les utiliser intentionnellement et raisonnablement, avec les mesures de précaution adéquates.

Les choses se compliquent avec l'arrivée de nouvelles technologies et d'appareils qui, pour bien fonctionner, doivent être déployés à l'échelle planétaire, émettre depuis le ciel et couvrir chaque millimètre de notre Terre. Devons-nous nous laisser imposer ces choix, de façon si rapide et avec si peu de recul ? Avons-nous vraiment besoin, alors que nous avons déjà une excellente couverture de réseau, de passer à la 5G ? Qui sert-elle d'abord, les utilisateurs ou bien les multinationales ? Essaie-t-on, comme certains le supposent, de nous vendre, derrière du rêve et de la commodité, un outil de surveillance de masse, à l'image du roman *1984* de Georges Orwell ?

Il y a comme un déjà-vu dans l'histoire qui se déroule autour de la 5G et qui nous met mal à l'aise.

Les cigarettes, l'amiante, les pesticides, tout cela a été longtemps proclamé sans danger. Les cigarettes étaient même bonnes pour la santé. Il a fallu 40 ans pour que puisse être clairement établi l'effet mortel de ces produits. 40 ans aussi pour démontrer les effets à long terme de Hiroshima et de Tchernobyl.

Dans le cas des cigarettes et de l'amiante, seule une petite partie de la population était exposée. Sommes-nous prêts à tenter une expérience similaire, en exposant la totalité de la population humaine, des animaux et des plantes ? Les pays sont sous une pression énorme, avec la peur de rester à la traîne économiquement s'ils ne signent pas immédiatement, ce qui laisse peu de place à l'application du principe de précaution.

Le téléphone cellulaire (cell phone) et la cellule (cell) partagent le même nom en anglais. Le smartphone étant devenu une extension de notre main, cela pourrait signifier que notre fusion avec les machines est déjà bien amorcée. Nous pouvons nous laisser endormir ou tenter par des promesses transhumanistes nous vantant un avenir où la technologie nous sauvera de tous les maux, ou bien reprendre le contrôle et nous reconnecter avec notre dimension humaine et avec la nature, pour rayonner de vitalité, de santé et de joie.

Éteindrons-nous un instant nos portables, nos tablettes, nos ordinateurs pour plonger au cœur de notre moi profond et au fin fond de nos cellules afin de trouver les réponses à ces questions ?

NOTES

CHAPITRE 2 *sommeil*

1. Dynamic C-PiB PET shows cerebrospinal fluid flow alterations in Alzheimer's disease and multiple sclerosis. Schubert, Veronese et Al. 2019
https://www.ncbi.nlm.nih.gov/pubmed/30850505

2. Sleep deficiency and motor vehicle crash risk in the general population: a prospective cohort study. Gottlieb, Ellenbogen et Al. 2018
https://www.ncbi.nlm.nih.gov/pmc/articles/PMC5859531/

3. Catastrophes, Sleep, and Public Policy: Consensus Report. Mitler, Carskadon et Al. 2008
https://www.ncbi.nlm.nih.gov/pmc/articles/PMC2517096/

CHAPITRE 3 *effets*

1. National Toxicology Program Study on rats
https://ntp.niehs.nih.gov/ntp/htdocs/lt_rpts/tr596_508.pdf?utm_source=direct&utm_medium=prod&utm_campaign=ntpgolinks&utm_term=tr596.

2. National Toxicology Program Finds Cell Phone Radiation Causes Cancer. Joel Moskovitz, 2018
https://www.saferemr.com/2016/05/national-toxicology-progam-finds-cell.html

3. Microwave radiation decreases the expressions of occludin and JAM-1 in rats. Gao, Wang et Al. 2010 https://www.ncbi.nlm.nih.gov/pubmed/20180397

4. Metabolic features of the cell danger response. Robert K Naviaux, 2013
http://naviauxlab.ucsd.edu/wp-content/uploads/2016/09/cell_danger_response.pdf

5. Microwave frequency electromagnetic fields (EMFs) produce widespread neuropsychiatric effects including depression. Martin Pall, 2016
https://www.ncbi.nlm.nih.gov/pubmed/26300312

Wi-Fi is an important threat to human health. Martin Pall, 2018
https://www.ncbi.nlm.nih.gov/pubmed/29573716

Scientific evidence contradicts findings and assumptions of Canadian Safety Panel 6: microwaves act through voltage-gated calcium channel activation to induce biological impacts at non-thermal levels, supporting a paradigm shift for microwave/lower frequency electromagnetic field action. Martin Pall, 2015 https://www.ncbi.nlm.nih.gov/pubmed/25879308.

6. Calcium efflux from brain cells occurs at specific power "windows." Reducing the power 3000-fold can quadruple the effect. S. Dutta et al., Microwave Radiation-Induced Calcium Ion Flux from Human Neuroblastoma Cells: Dependence on Depth of Amplitude Modulation and Exposure Time. In Biological Effects of Electropollution, S. Dutta and R. Millis, eds. (Information Ventures, 1986), pp. 63-69.

7. Does Short Term Exposure to Cell Phone Radiation Affect the Blood?
https://www.westonaprice.org/health-topics/does-short-term-exposure-to-cell-phone-radiation-affect-the-blood/

8. Obésité et résistance à l'insuline chez les rats transgéniques d'hormone de croissance humaine, Endocrinologie, vol. 139, n ° 7 3057-3063). Takahashi et coll. 1994.

9. The Effects of Exposure to Low Frequency Electromagnetic Fields on Male Fertility. Darbandi, Darbandi et Al, 2018 https://www.ncbi.nlm.nih.gov/pubmed/28646801

The effects of radiofrequency electromagnetic radiation on sperm function. Houston BJ, Nixon B, King BV, De Luliis GN, Aitken RJ, 2017 https://www.ncbi.nlm.nih.gov/pubmed/27601711.

Effect of cell phone usage on semen analysis in men attending infertility clinic: an observational study. Ashok Agarwal, Ph.D., H.C.L.D.,a Fnu Deepinder, M.D.,a Rakesh K. Sharma, Ph.D.,a Geetha Ranga, Ph.D.,b and Jianbo Li, Ph.D.c, 2008
https://www.clevelandclinic.org/reproductiveresearchcenter/docs/agradoc239.pdf

Decline in Sperm Count and Motility in Young Adult Men from 2003 to 2013: Observations from a U.S. Sperm Bank, Andrology 4: 270-276 G. M. Centola et al., (2016).

Relationship between Regular Cell Phone Use and Human Semen Quality, Abstracts of the 20th Annual Meeting of the ESHRE, Berlin, Germany, 27-30 June 2004, p. i57; A. Zilberlicht et cl., Habits of Cell Phone Usage and Sperm Quality – Does It Warrant Attention?, Reproductive BioMedicine Online 31: 421-426, Fejes et al., (2015).

Pulsed or continuous electromagnetic field induce p53/p21-mediated apoptotic signaling pathway in mouse spermatogenic cells in vitro and thus may affect male fertility. Solek, Majchrowicz et Al. 2017
https://www.ncbi.nlm.nih.gov/pubmed/28323003.

Risks to Health and Well-Being From Radio-Frequency Radiation Emitted by Cell Phones and Other Wireless Devices. Miller, Sears et Al. 2019
https://www.ncbi.nlm.nih.gov/pubmed/31457001

10. Bees, Butterflies And Wildlife: Research On Electromagnetic Fields And The Environment
https://ehtrust.org/science/bees-butterflies-wildlife-research-electromagnetic-fields-environment/

11. Les ondes et les animaux, Robin Des Toits
https://www.robindestoits.org/attachment/1624476/

CHAPITRE 4

1. Prenatal and Postnatal Cell Phone Exposures and Headaches in Children. Sudan, Kheifets et Al https://www.ncbi.nlm.nih.gov/pmc/articles/PMC3674098/

Fetal Radiofrequency Radiation Exposure From 800-1900 Mhz-Rated Cellular Telephones Affects Neurodevelopment and Behavior in Mice, Tamir S. Aldad, Geliang Gan, Xiao-Bing Gan, Hugh S. Taylor, 2013
https://www.ncbi.nlm.nih.gov/pmc/articles/PMC3306017/

2. Phone Gate Alert
https://www.phonegatealert.org/

3. Lennart Hardell, 2013
https://cellphones.procon.org/source-biographies/lennart-hardell/

4. Mobile phone use and brain tumours in the CERENAT case-control study,2014
https://www.ncbi.nlm.nih.gov/pubmed/24816517.

5. Prévision des objets connectés en 2025
https://www.statista.com/statistics/976079/number-of-iot-connected-objects-worldwide-by-type/

Enjeux économiques https://reporterre.net/La-5G-ignore-les-enjeux-ecologiques.

6. 5G Appeal http://www.5gappeal.eu/signatories-to-scientists-5g-appeal/

CHAPITRE 5 *Se protéger*

1. Fermented Papaya Preparation Restores Age-Related Reductions in Peripheral Blood Mononuclear Cell Cytolytic Activity in Tube-Fed Patients. Fujita, Tsuno et Al. 2017
https://journals.plos.org/plosone/article?id=10.1371/journal.pone.0169240

CHAPITRE 6

1. Gerald POLLACK, le 4ème état de l'eau https://www.youtube.com/watch?v=YMFu_w-thvA

2. Fermented Papaya Preparation Restores Age-Related Reductions in Peripheral Blood Mononuclear Cell Cytolytic Activity in Tube-Fed Patients. Fujita, Tsuno et Al. 2017.
https://journals.plos.org/plosone/article?id=10.1371/journal.pone.0169240

3. L'industrialisation de l'agriculture, Interview de Jacques Caplat par Marceline l'Aubergine/Sylvie Bourgeois https://www.youtube.com/watch?v=WSUm3CisT2w

4. La microbiologie des sols, Claude Bourguignon
https://www.youtube.com/watch?time_continue=6&v=7ipPmc5RplU

5. Gardening promotes neuroendocrine and affective restoration from stress
https://www.ncbi.nlm.nih.gov/pubmed/20522508/

Horticultural therapy: the 'healing garden'and gardening in rehabilitation measures at Danderyd Hospital Rehabilitation Clinic, Sweden https://www.ncbi.nlm.nih.gov/pubmed/15513768

6. Biophilia: Does Visual Contact with Nature Impact on Health and Well-Being? Int J Environ Res Public Health. 2009 https://www.ncbi.nlm.nih.gov/pmc/articles/PMC2760412/

7. Antioxidant and Anti-Inflammatory Effects of Shungite against Ultraviolet B Irradiation-Induced Skin Damage in Hairless Mice. Easter, Cheol-Su et Al. 2017.
https://www.ncbi.nlm.nih.gov/pmc/articles/PMC5574306/

CHAPITRE 7

1. Screen media activity and brain structure in youth: Evidence for diverse structural correlation networks from the ABCD study.

https://www.sciencedirect.com/science/article/abs/pii/S1053811918320123?via%3Dihub

https://www.nih.gov/news-events/news-releases/abcd-study-completes-enrollment-announces-opportunities-scientific-engagement

LEXIQUE

2G : 2ème génération de réseaux cellulaires. Permet les appels depuis les portables et la transmission limitée de données.

3G : 3ème génération de réseaux cellulaires. Permet aux portables, ordinateurs et autres appareils electroniques portables de se connecter au réseau Internet Wi-Fi.

4G : 4ème génération de réseaux cellulaires. Devrait à terme remplacer la 3G. Permet un accès plus rapide aux données Internet par le Wi-Fi.

5G : 5ème génération de réseaux cellulaires. Devrait remplacer la 3G et la 4G, et permettre une connexion 10 à 100 fois plus rapide que les anciennes générations.

ADN : Acide désoxyribonucléique. Contient sous forme codée toutes les informations nécessaires à la vie d'un organisme, du plus simple au plus complexe.

ADS : Active Denial System (arme militaire servant à disperser les foules).

Alexa : Assistant vocal développé par Amazon. Alexa est capable, via le portable, de composer des numéros de téléphone ("Alexa, appelle maman"), d'activer la musique ou la radio ("Alexa, mets les infos"), d'accomplir des listes de tâches (Alexa, mets le livre ***Les ondes, la 5G et notre santé*** dans mon panier Amazon"), contrôler plusieurs appareils intelligents de la maison ("Alexa, mets la cafetiére en route").

Cage de Farraday : cage utilisée pour protéger des nuisances électriques ou électromagnétiques extérieures, ou inversement afin d'empêcher un appareillage de polluer son environnement (micro-ondes par exemple).

CEM : Champ électromagnétique (EMFs Electromagnetic Frequencies).

CPL : Courant porteur en ligne (compteurs intelligents).

DAS : Débit d'absorption spécifique (SAR: Specific absorption rate).

DECT : Digital Enhance Cordless Telecommunication (téléphones sans fil).

Earthing (ou grounding) : Connexion à la terre.

Electrosmog : Pollution générée par les ondes électromagnétiques crées par l'homme.

ESH : Électrohypersensibilité.

ICNIP : International Commission on Non-Ionizing Radiation Protection.

INSERM : Institut national de la santé et de la recherche médicale.

IRM : Imagerie par résonance magnétique.

NTP : National Toxology Program.

Radon : Gaz inodore qui émet un rayonnement ionisant, naturellement présent dans l'environnement.

VGCC : Voltage Gated Calcium Channels.

Wi-Fi : Wireless Fidelity, réseau Internet sans fil.

Bibliographie

Les maladies des ondes, Docteur Gérard Dieuzaide, 2018.

Réduire les ondes électro-magnétiques, Carl de Miranda, Editions Jouvence, 2016.

Pourquoi nous dormons, de Matthew Walker, Ed. La découverte, 2018.

Ondes élecromagnétiques, Bernard Biardeau, Editions Médicis, 2019.

La vérité sur les nouveaux compteurs communicants, Clotilde Duroux, Ed Charriot d'Or, 2016.

The Body Electric, Robert O Becker, MD, William Morrow Paperbacks, 1998.

Zapped, Ann Louise Gittleman, HarperOne, 2011.

Radiation Nation, Daniel T. and Ryan DeBaun, Icaro Publishing, 2017.

The Non Tinfoild Guide to EMFs, Nicolas Pinault, 2017.

Dirty Electricity, Samual Milham, MD, iUniverse, 2012.

Digital Minimalism, Cal Newport, Portfolio, 2019.

Screen Schooled: Two Veteran Teachers Expose How Technology Overuse is Making Our Kids Dumber, Joe Clement et Matt Miles

Génération Internet (iGen: Why Today's Super-Connected Kids Are Growing Up Less Rebellious, More Tolerant, Less Happy--and Completely Unprepared for Adulthood--and What That Means for the Rest of Us), Jean Twenge PhD, Mardaga editions, 2018.

Hooked, Comment créer un produit qui ancre des habitudes, Nir Eyal, Eyrolles, 2018.

Shungite : protection, guérison et désintoxication, Regina Martino, Healing Arts Press, 2014.

Le Quatrième Etat de l'Eau au delà de Liquide, Solide et Vapeur, Gerald Pollack, Ed. Extraordinaires, 2019.

Connectez-vous à la terre, Clinton Ober, Ed. Vega, 2013.

Les chaines musculaires et articulaires, Maloine Prodim de Godelieve Struyf-Denys, 1978.

Sensitive: What is Electro-Sensitivity – Do You Have It? How To Protect Yourself from EMF Pollution, ESH Survival Guide, Tanja Bulatovic, 2019.

The Antianxiety Food Solution, Trudy Scott, New Harbinger Publications, 2011.

The Invisible Rainbow: A History of Electricity and Life, Arthut Firstenberg, Ed AGB Press, 2017.

Overpowered, Martin Blank, Ed. Seven, 2015.

Documentaires

Les sacrifiés des ondes, Jean-Yves Bilien

Génération Zapped, Sabine El Gemayel
http://generationzapped.com/

Mobilize
http://www.mobilizemovie.com

Resonance, Beings of Frequency
http://vimeo.com/groups/document/videos/54189727

Full, The Hidden Cost of Cellphones, Talal Jabari Film

Take Back Your Power, Josh Del Sol
https://www.youtube.com/watch?v=64SIGJnAGeU&feature=youtu.be

Searching for a Golden Cage
http://time.com/golden-cage/

This is Not a Tree, B. Theidea
https://www.youtube.com/watch?v=Zeb65FHMM9I

Microwaves, Science & Lies (90 minutes), Jean Heches and Nancy de Meritens
https://www.youtube.com/watch?v=WjSForHPiiM

5G Apocalypse, Sacha Stone
https://www.youtube.com/watch?v=oI3tAxnNccY&feature=youtu.be

Vidéos

Electromagnetic Radiation Health for Children, 2014, Dr. Erica Mallery-Blythe
https://www.youtube.com/watch?v=sNFdZVeXw7M

The truth about mobile phone and wireless radiation, Dr Devra Davis
https://www.youtube.com/watch?v=BwyDCHf5iCY

Dr. Dominique Belpomme
Les dangers des ondes electromagnetiques
https://www.youtube.com/watch?v=iCUeGOKHSJM

Dr Sharon Goldberg on wireless radiation, 2018
https://www.youtube.com/watch?v=WiVE6RE-3lc

Wi-Fi, Microwaves and the Consequences to our Health, Barrie Trower https://www.youtube.com/watch?v=z99_SzoXZdY&app=desktop

Brain Hacking, 60 Minutes, Tristan Harris
https://www.youtube.com/watch?v=awAMTQZmvPE

Alain de Luzan explique la Bioenergie
https://www.youtube.com/watch?v=MfWz6fF8uok

Associations et Organisations

Phonegate Alert, dirigé par le Dr Marc Arazi, a pour but de protéger la santé des utilisateurs de téléphones portables et d'aider à défendre les victimes et malades des conséquences de la tromperie des fabricants. Vous pouvez, via le site, vérifier si votre téléphone portable respecte les limites de sécurité (SAR/DAS). phonegatealert.org

L'association Robin des Toits, fondée en 2004 a un but informatif et actif relatif aux technologies sans fil. Leur site est une mine d'informations.

robindestoits.org

orsaa.org

bioinitiative.org

ehtrust.org

ewg.org

powerwatch.org.uk

emfscientist.org

inpowermovement.com

telecompowergrab.com

5Gappeal.eu

cellphonetaskforce.org

phiremedical.org

radiationresearch.org

magdahavas.com

earthinginstitute.net

emfacts.com

getpurepower.ca/

iaomt.org

sammilham.com

slt.co

mdsafetech.org

artac.info

em3e.com

emfrelief.com/

essentia.ca/

Autres liens utiles

Pour lire les informations légales concernant la distance que les utilisateurs doivent garder avec leur portable: Settings>General>About>Legal>RF Radiation.

Formation online sur les CEM pour professionnels de la santé, présenté par Nicolas Pineault (theemfguy.com) en collaboration avec Sophia Education. (en anglais): Electrosmog RX, Nicolas Pineault. ElectrosmogRx.com

Diapositives de la conférence de ***The Truth about Mobile Phone and Wireless Radiation: "What we know What we need to know What we can do now*** par le Dr. Devra Davis, Presidente de l' Environmental Health Trust https://ehtrust.org/wp-content/uploads/2015/12/Dr-Devra-Davis-Melb-Uni-Lecture.pdf

Comment enlever la lumière bleue de son iPhone en 3 clics :
https://www.youtube.com/watch?time_continue=2&v=cwtH36QpcfY

Pour utiliser son iPhone en GPS sans Wi-Fi :
https://www.youtube.com/watch?time_continue=6&v=C8JsbuoSy3k)

Bruno Fonteneau Conseiller Champs électromagnétiques Détection Analyse Conseil - 06 88 92 95 21

Pierre Dubochet - Laboratoire de mesure des rayonnements non-ionisants à domicile et en entreprise http://www.pierredubochet.ch

Méthode TOTAL RESET (TRM), pour soutenir le système immunitaire pas à pas
www.allergyfree.fr

Coeurs D'ESH : Association qui apporte aide et soutien aux personnes électrosensibles en difficulté
http://coeursdehs.fr

Produits

Filtres CPL pour compteurs intelligents et électricité sale (Filtre Stetzerizer GS-F240, filtre CPL ZEN PROTECT de Biovolts).

Sac de couchage Swiss Shield:
Swiss-shield-france.com

Bandeaux de grossesse, protections pour femmes enceintes :
Bellyarmor www.bellyarmor.fr
silvershieldcalicea.wordpress.com

Baldaquin pour protéger le sommeil Swiss Shield :
www.swiss-shield.ch

Biorupteur®/ Interrupteur automatique de champ bipolaire/IAC :
Namasté.fr
geotellurique.fr
etudesetvie.be

Implants dentaires à base de magnésium :
https://www.syntellix.de

Oreillettes à tubes AirCom :
aircomaudio.eu

Lunettes pour bloquer la lumière bleue (filtres teintés dans la masse à l'intérieur de la lentille pour protection haute qualité) :
lunettesprotectrices.be

Filtre contre les pollution CPL (des compteurs intelligents) Biovolt Zen.

Compensateur magnétique Cone CMO MF04 (voir les explications détaillées sur le site Namasté.fr pour comprendre le fonctionnement, qui agit sur la biologie).

Stickers de compensation magnétique :
energydots.com

Détecteur ESI21, ESI23 ou ESI24 pour détecter la pollution électromagnétique produite par l'électricité, les appareils électriques, les antennes et les technologies sans fils :
etudesetvie.be

"The Architecture of Radio" Architecture of Radio est une application iOS et Android qui permet de visualiser les réseaux de communication (satellites, antennes, routers) avec lequel nous interagissons via nos appareils :
Architectureofradio.com

Potager Intelligent Noocity pour cultiver ses propres aliments (Bac de culture avec réservoir d'eau intégré, facile à installer et à entretenir) :
Noocity.com/fr

Chaussures pour rester connecté à la terre
www.earthrunners.com www.theearthingstore.com

Carafe à eau filtrante à base de charbon actif à la noix de coco naturelle, de magnésium et de biocéramique (ne dégage pas de sodium, de calcium ni de chlorures) :
Alkanatur.com

Mudita Pure, téléphone qui permet d'éviter les distractions avec SAR ultra-faible, écran non-agressif pour les yeux et batterie à longue durée de vie.
mudita.com

Sites marchands

La protection contre les ondes est un nouvel argument marketing et le marché est peu contrôlé. Il est donc vivement conseillé de s'adresser à des sites bien établis et gérés par des spécialistes, avec une grande expérience dans le domaine des ondes et de la géobiologie.

Mon préféré : Namaste.fr La fondatrice Marie-Luce Serra, bio-énergéticienne, naturopathe et géobiologue, s'intéresse au problème des ondes depuis 20 ans. Marie-Luce teste tout ce qui est vendu sur son site et ne retient que les produits d'excellente qualité. Elle réalise aussi des diagnostics ondes électromagnétiques, qualité de l'air et qualité de l'eau. Le site contient une grande quantité d'explications et de conseils.

Etudesetvie.be est une autre source d'approvisionnement sûre. Son fondateur, Benoît Louppe est technicien chimiste, consultant scientifique et technique en environnement électromagnétique, et en biologie de l'habitat.

geotellurique.fr

champs-electro-magnetiques.com

emfsolutions.ca

Recettes

Papaye fermentée (puissant antioxidant):

- Éplucher une papaye de taille moyenne (idéalement bio et non irradiée), retirer les pépins, couper en cubes.

- Disposer dans un saladier et recouvrir d'une cuillerée à soupe de curcuma et d'une cuillerée à soupe de cannelle. Remuer, recouvrir avec un couvercle ou un linge.

- Laisser fermenter sur le comptoir de la cuisine à l'abri du soleil pendant 5 à 7 jours en remuant souvent. Attention à ce que des moisissures n'apparaissent pas, auquel cas il faudra jeter la préparation et recommencer avec un peu plus d'épices).

- Garder au réfrigérateur et consommer dans les 3 mois. La fermentation digére les sucres du fruit et donne un goût légèrement vinaigré. Les épices préservent des moisissures et des mauvaises bactéries. L'odeur dégagée par le processus de fermentation est assez désagréable, mais le résultat final vaut selon moi vraiment la peine. Vous pouvez consommer une cuillerée à café de papaye avec du yaourt, dans le muesli, comme un chutney en accompagnement de plats salés. Il m'arrive d'étaler la papaye sur une plaque et de la déshydrater pour la couper ensuite en petites lamelles. Mais là encore, attention aux odeurs...

Huile pour oil pull (hygiène buccale) :

- Verser de l'huile de sésame bio dans un flacon en verre teinté de 120 ou 150 ml. Ajouter 10 gouttes d'huile essentielle de menthe poivrée, clou de girofle, tea tree ou myrrh (au choix).

- Prendre une cuillerée à soupe le matin à jeun. Garder 15 à 20 minutes dans la bouche en faisant circuler l'huile par mastication ou gargarisme afin que toutes les zones de la bouche soient imprégnées.

- Recracher et se brosser les dents.

Pour d'autres recettes, conseils, informations actualisées, ou pour me contacter, rendez-vous sur ondes5gsante.com

Imprimerie LIG - 39100 Dole
ISBN 9 782491 031008

Imprimé en France
Dépôt légal : septembre 2020
www.exuvie.fr

exuvie
ÉDITIONS